UNIVERSITÉ DE TOULOUSE. — FACULTÉ DE DROIT

RESTRICTION

QU'APPORTE

LA TRANSCRIPTION DE LA SAISIE

Au Droit de Disposition

(Commentaire de l'article 686 du Code de procédure civile.)

THÈSE POUR LE DOCTORAT

PAR

M. JAUBERT

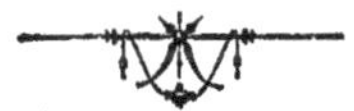

TOULOUSE
IMPRIMERIE SAINT-CYPRIEN
27, ALLÉE DE GARONNE, 27

1900

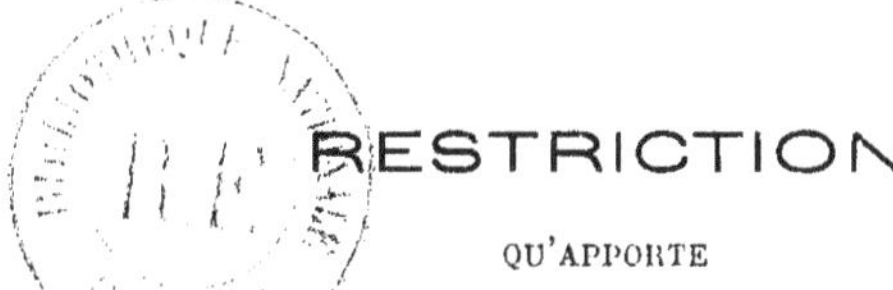

RESTRICTION

QU'APPORTE

LA TRANSCRIPTION DE LA SAISIE

Au Droit de Disposition

(Commentaire de l'art. 686 du Code de procédure civile.)

UNIVERSITE DE TOULOUSE. — FACULTE DE DROIT

RESTRICTION

QU'APPORTE

LA TRANSCRIPTION DE LA SAISIE

Au Droit de Disposition

(Commentaire de l'article 686 du Code de procédure civile.)

THÈSE POUR LE DOCTORAT

PAR

M. JAUBERT

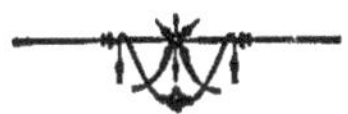

TOULOUSE
IMPRIMERIE SAINT-CYPRIEN
27, ALLÉE DE GARONNE, 27

1900

FACULTÉ DE DROIT DE TOULOUSE

Président de la Thèse : M. ROUARD de CARD.

SUFFRAGANTS { MM. FRAISSAINGEA.
MARIA.

La Faculté n'entend approuver ni désapprouver les opinions particulières du candidat.

A LA MÉMOIRE DE MON PÈRE

A MA MÈRE

INTRODUCTION

La saisie immobilière est une voie d'exécution mise par la loi à la disposition de tout créancier, muni d'un titre exécutoire, pour poursuivre sur les immeubles de son débiteur le paiement de ce qui lu est dû. Le principe en est écrit dans l'article 2093 du Code civil, aux termes duquel tous les biens d'un débiteur sont le gage de ses créanciers. Il est donc nécessaire que chaque créancier, à défaut de paiement, puisse faire réaliser ce gage et le convertir en argent; ce droit qui lui appartient, quand il l'exerce sur les immeubles, est l'expropriation forcée; le mode par lequel il accomplit cette expropriation est la saisie immobilière.

Dans l'organisation de la saisie immobilière, le législateur a dû se préoccuper de divers intérêts en conflit, mais également respectables. Il importe, en effet, d'une part, de fournir aux créanciers, dans l'intérêt du crédit, des moyens rapides et peu dispendieux de réaliser leur gage; mais il convient aussi, d'autre part, de ne pas trop sacrifier les intérêts du débiteur par une expropriation trop sommaire, et de prescrire des formes et des délais qui soient de nature à empêcher l'impatience ou l'âpreté du créancier de dégénérer en oppression et à permettre au débiteur de se procurer, pour se libérer, des ressources qui ne lui font peut-être que momentanément défaut ; d'ailleurs les créanciers eux-mêmes ont intérêt à ce qu'il ne soit pas trop précipitamment procédé à l'expropriation, afin qu'on puisse donner à la vente une certaine publicité pour attirer les enchérisseurs. Enfin, d'une dernière part, il est également juste d'accorder aux tiers le temps nécessaire pour intervenir dans la procédure et faire reconnaître les droits qu'ils pourraient prétendre sur l'immeuble saisi. C'est pour donner satisfaction à ces divers intérêts que la loi a dû prescrire des formalités nombreuses à l'expropriation du débiteur et imposer un délai assez long entre l'instant où le créancier a manifesté l'intention de réaliser son gage et celui où l'immeuble est vendu à ses requête, poursuites et diligence.

C'est la loi du 2 juin 1841, incorporée dans le Code

de Procédure civile sous les articles 673 et suivants qui régit aujourd'hui la matière de l'expropriation forcée La saisie débute de deux manières différentes, suivant qu'elle est dirigée contre le débiteur tenu personnellement à la dette ou contre un tiers détenteur. Dans les deux hypothèses l'acte initial est toujours le même, c'est le commandement fait au débiteur d'avoir à payer sa dette dans les trente jours sous peine de saisie de ses immeubles (art. 673, Code de Proc. civ.); puis, mais seulement lorsque la saisie est dirigée contre un tiers détenteur, sommation est faite à celui-ci, conformément aux dispositions de l'article 2169 du Code civil, d'avoir à payer la dette exigible ou à délaisser l'héritage. Les trente jours s'étant écoulés sans que le créancier ait reçu satisfaction, l'immeuble peut alors être saisi et l'huissier dresse un procès-verbal de la saisie (art. 674, 675 et 676, Code Proc. civ.); dans les quinze jours de la clôture du procès-verbal, la saisie est portée à la connaissance du débiteur (art. 678, Code Proc. civ,), qui apprend ainsi que le commandement n'était point une vaine menace et que son immeuble a été réellement saisi. Puis, dans les quinze jours qui suivent la dénonciation, le procès-verbal de saisie et l'exploit de dénonciation sont transcrits au bureau des hypothèques de la situation du bien. Le registre sur lequel est opérée cette transcription est à la disposition du public, de telle sorte que tout intéressé peut prendre connaissance de la procédure d'expropriation dont l'immeuble est l'objet. La formalité de transcription clôt la première phase de la saisie, la phase préparatoire, à partir de laquelle, dit-on, l'immeuble est placé sous main de justice. Alors commence la phase d'exécution : on va maintenant préparer l'adjudication et y procéder.

Il est un principe sur lequel tout le monde est d'accord, c'est que le débiteur conserve jnsqu'à l'adjudication la propriété de l'immeuble saisi, qu'ainsi son expropriation ne s'accomplit qu'à la dernière extrémité. Le principe était déjà formulé dans notre ancien droit où il était passé à l'état d'axiome : « Main de justice ne dessaisit ni ne préjudicie à personne. » Dans notre droit actuel, le principal argument ressort de l'examen des textes qui, déterminant au cours de la saisie immobilière la situation du saisi à l'égard de son immeuble, quant à la jouissance, l'administration et la disposition, ne le privent que de certains droits qu'ils ont grand soin d'énumérer ; il est inadmissible que, si ces textes avaient entendu lui enlever le droit le plus absolu sur sa chose, le droit de proprieté, ils l'aient fait par une simple prétérition. D'ailleurs, que l'expropriation du saisi soit reculée jusqu'à l'adjudication, rien n'est plus facile à justifier rationnellement : comme, en somme, l'expropriation du débiteur ne devient véritablement inévitable qu'à l'adjudication, il convient de lui laisser jusqu'à cet évènement la possibilité de libérer son immeuble en acquittant sa dette.

Le saisi reste donc propriétaire jusqu'à l'adjudication ; tous ses droits sont ainsi respectés. Mais il y a en présence d'autres intérêts qui ne sauraient être négligés, ceux des créanciers. Ces derniers poursuivent la réalisation de leur gage et il est juste que cette réalisation s'accomplisse à leur profit sans obstacles et de la façon la plus complète possible. Pour qu'il en soit ainsi, la loi a dû apporter de graves restrictions au droit de propriété du saisi au cours de la procédure d'expropriation.

Tout d'abord, en ce qui touche la faculté du saisi de faire siens les fruits produits par son immeuble, la lenteur avec laquelle se développe la saisie immobilière, même dégagée d'incidents, ne saurait préjudicier à des créanciers qui doivent être placés dans la même situation que si la vente avait eu lieu immédiatement après la saisie proprement dite ; c'est donc à eux que doivent profiter les fruits et revenus de l'immeuble saisi, recueillis ou échus au cours de la procédure, c'est pour eux et non pour le saisi que l'immeuble doit mûrir ses récoltes, produire ses loyers ou fermages. Aussi la loi a-t-elle décidé, ainsi que cela résulte des articles 682 et 685 du Code de procédure civile, que les fruits et revenus recueillis ou échus postérieurement à la transcription de la saisie serviront au désintéressement des créanciers. Quant au saisi, il n'aura sur eux aucun droit : administrant l'immeuble en qualité de séquestre judiciaire, il devra, comme tel, rendre un compte exact des récoltes par lui faites. L'immeuble saisi se trouve-t-il loué ou affermé, il continuera, en principe, de percevoir lui-même les loyers ou fermages ; mais, toujours en la même qualité de séquestre judiciaire, il sera comptable des sommes par lui reçues.

Quant au droit d'administrer l'immeuble et aussi d'en jouir, de l'habiter, il ne pouvait non plus rester intact entre les mains du saisi. Sans doute il est permis de supposer que, pendant les délais de la procédure, les créanciers n'auront qu'à se louer de l'administration du saisi, que celui-ci, poussé par le désir de se libérer, non seulement se gardera de dégrader l'immeuble mais saura le maintenir en bon rapport et rendra un compte fidèle de tous les fruits par lui recueillis ; dans ce cas il n'y a point d'inconvénients, il y a même avantage pour les créanciers à ce que le saisi reste en possession de son bien, qu'il continue de l'administrer, de l'habiter. Mais il faut aussi prévoir d'autres situations bien moins favorables aux créanciers. On peut craindre en effet une gestion malhonnête, des actes répréhensibles de la part d'un homme qu'ont pu aigrir les poursuites dirigées contre lui ; et, sans même recourir à ces hypothèses extrêmes, on peut toujours redouter une administration maladroite de celui qui n'a pas su préserver son patrimoine d'une expropriation judiciaire. En tout cas une dépréciation considérable peut être apportée à l'immeuble du fait du saisi et l'on conçoit dès lors que le législateur, dans l'article 681 du Code de procédure civile, ait autorisé les créanciers à demander au Président du Tribunal, dans la forme des ordonnances sur référé, le retrait du droit d'administration du saisi et jusqu'à son expulsion pure et simple de l'immeuble.

Il a été également nécessaire de frapper le saisi dans sa faculté de louer ou d'affermer. Quand il s'agit de vendre un immeuble, les baux qui le grèvent sont le plus souvent pour cet immeuble une cause de dépréciation. C'est que l'obligation imposée à l'acheteur de respecter sur le bien par lui acquis le bail consenti par son vendeur (1) est de nature à diminuer la va-

(1) Cette obligation résulte de l'article 1743 du Code civil ainsi conçu : « Si le bailleur vend la chose louée, l'acquéreur ne peut expulser le fermier ou le locataire qui a un bail authentique ou dont la date est certaine, à moins qu'il ne se soit réservé ce droit

leur de ce bien aux yeux de ceux qui se proposent de l'acheter : le bail a-t-il en effet été consenti à vil prix, il entraînera pour l'acheteur une diminution certaine et considérable des revenus ; a-t-il même été consenti à des conditions avantageuses, il pourra encore constituer une gêne pour cet acheteur, qui sera privé pendant un temps déterminé de la libre

par le contrat de bail. » Il est, en effet, de l'intérêt de la propriété et de l'agriculture, que la jouissance du preneur de bonne foi soit assurée pour toute la durée du bail et que ce preneur soit à l'abri d'une expulsion résultant du fait du bailleur. Si un preneur devait être exposé à voir cesser sa jouissance par suite de la vente volontaire ou forcée de l'immeuble, il deviendrait bien difficile pour les propriétaires de trouver des fermiers ou des locataires et il en résulterait un trouble grave dans les relations sociales. C'est pourquoi les rédacteurs du Code civil, bien que le droit du preneur ne soit par sa nature qu'un droit de créance, l'ont assimilé au point de vue qui nous occupe à un droit réel et l'ont rendu opposable aux tiers. Toutefois, la loi du 23 mars 1855, qui a organisé la publicité des mutations immobilières entre vifs et à titre onéreux, dispose que les baux ne seront opposables aux tiers pour plus de dix huit ans qu'autant qu'ils auront été rendus publics par la transcription. Jusqu'à concurrence d'une durée de dix-huit années, le législateur a considéré le bail comme grevant l'immeuble d'une charge, sensible sans doute, mais non assez lourde pour qu'elle ne puisse être supportée par le tiers qui a acquis des droits sur l'immeuble ; il a estimé, au contraire, qu'au-delà de cette durée le bail affecte la propriété à la façon d'un acte de disposition et c'est la raison pour laquelle il l'a, dans ce cas, soumis à la transcription.

jouissance du bien par lui acquis, qui ne pourra ni l'habiter ni l'exploiter lui-même. On comprend dès lors l'intérêt qu'ont des créanciers en voie d'exproprier immobilièrement leur débiteur, à ce que ce dernier soit le plus tôt possible mis dans l'impuissance de diminuer la valeur de leur gage en consentant un bail sur l'immeuble saisi. Et l'on s'explique le principe posé à cet égard par le législateur : les baux consentis par le saisi à partir du commandement pourront être annulés si les créanciers ou l'adjudicataire le demandent (art. 684 du C. de proc. civ.). Le juge prononcera la nullité du bail consenti à cette époque, quand il lui paraîtra résulter des clauses du contrat ou de toute autre circonstance de fait que ce bail est préjudiciable aux intérêts de ceux qui en poursuivent l'annulation.

Enfin le droit de disposition du saisi a dû subir aussi certaines restrictions que nous nous proposons d'étudier dans le présent travail.

La faculté de disposer reconnue à tout propriétaire peut s'analyser en un double droit ou, plus exactement, s'envisager de façon plus ou moins large : ou bien en effet le propriétaire se dépouille pleinement de tous les droits qu'il pouvait avoir sur la chose, il en tranfère la pleine propriété, il l'aliène ; ou bien il se contente de restreindre en partie sa propriété en concédant sur elle à des tiers des droits réels, usufruit, servitudes, hypothèques etc... C'est à la restriction apportée par la saisie au droit d'aliénation que nous consacrerons la première partie de cette étude. Une deuxième partie examinera la restriction qu'elle apporte à la faculté de constituer des droits réels. Elle se réduira en somme à la seule question de savoir si l'article 686 du Code de procédure civile s'applique ou non à la constitution de chacun de ces droits. Nous ne nous dissimulons pas le caractère artificiel de cette méthode ; nous avons cru néanmoins qu'elle donnerait plus de clarté à l'exposition : à isoler ainsi le droit de propriété, nous voyons en effet le précieux avantage de mieux faire ressortir les lignes générales de notre sujet.

Première Partie

De l'aliénation proprement dite consentie après la transcription de la saisie.

Première Partie

De l'aliénation proprement dite consentie après la transcription de la saisie.

Pour s'expliquer l'atteinte portée par le législateur au droit d'aliénation du saisi durant le cours de la procédure d'expropriation, on n'a qu'à se reporter aux conséquences que pourrait entraîner dans cette période une aliénation de l'immeuble saisi. Elle aurait, en effet, pour résultat, si l'on suppose le saisissant créancier hypothécaire, de faire tomber la procédure qu'il a déjà accomplie et de l'obliger à diriger sur nouveaux frais une nouvelle saisie contre le tiers acquéreur ; bien plus, d'ajourner indéfiniment la réalisation de son gage puisque les nouvelles poursuites par lui intentées pourraient être toujours anéanties par des ventes et reventes consenties par des détenteurs successifs. Quant au saisissant créancier chirographaire, qui n'est pas armé du droit de suite, l'aliénation aurait pour effet de lui enlever tout recours contre l'immeuble qu'elle ferait sortir du patrimoine du débiteur. Sans doute il garderait, en cas de fraude, le droit de faire annuler l'aliénation par la voie de l'action Paulienne et d'obtenir ainsi le rétablissement du patrimoine du débiteur; mais que de difficultés pour arriver à ces fins, que de lenteurs, que de frais pour un résultat d'ailleurs non définitif, puisque, en admettant que le créancier réussit à faire prononcer la nullité d'une première aliénation, le débiteur pourrait en consentir une nouvelle qu'il faudrait encore faire annuler.

En présence de pareilles conséquences, le droit d'aliénation ne pouvait rester intact aux mains du saisi et la loi devait disposer à l'égard de ce droit de façon que le saisi ne puisse, en l'exerçant, faire obstacle à la réalisation du gage des créanciers. Elle décide, dans l'article 686, Code procédure civile, que l'aliénation consentie postérieurement à la transcription de la saisie sera nulle et cette nullité n'a pas d'autre but que de mettre, à partir de cette formalité, le saisi dans l'impuissance de soustraire son immeuble à l'action de ses créanciers, en l'aliénant. Toute aliénation qu'il consentirait alors serait non avenue à l'égard du saisissant; les poursuites continueraient et il serait procédé à l'adjudication comme si l'immeuble n'avait point été aliéné.

Sous la législation du Code de Procédure de 1807 où la saisie était transcrite avant d'être dénoncée au saisi, la prohibition faite à celui-ci de dérober par une aliénation son immeuble aux poursuites avait pour point de départ non la transcription mais la dénonciation ; il était évident, en effet, que la défense d'aliéner ne pouvait frapper le saisi avant qu'il eût été informé de la procédure en expropriation dirigée contre lui. La loi du 2 juin 1841, en intervertissant l'ordre de ces deux formalités, en faisant précéder la transcription par la dénonciation, a décidé en termes formels dans l'article 686, Code procédure civile, que l'incapacité pour le saisi d'aliéner son immeuble ne partirait que de la transcription. Ce n'est, en effet, que par cette formalité que les tiers sont avertis de la saisie et des modifications qu'elle apporte aux droits du débiteur ; jusque là, ils ont dû supposer que le saisi était pleinement capable de disposer de son bien et il eût été assurément injuste de leur faire subir les conséquences d'une incapacité qu'ils n'avaient pu connaître et contre laquelle ils n'avaient pu se mettre en garde. Le droit de propriété, droit réel, opposable à tous, doit être accompagné d'une certaine publicité, toutes les fois qu'il change de titulaire ou qu'il subit une altération dans sa substance et il est indispensable que les tiers soient avertis de toutes les transformations apportées à ce droit afin qu'ils puissent traiter avec le titulaire en pleine connaissance de cause (1).

Ainsi, jusqu'au jour de la transcription, le saisi conserve plein et entier son droit d'aliéner ; autrement dit, tout acte d'aliénation opéré par lui antérieurement à ce moment doit être considéré comme valable. En conséquence, un pareil acte rend la saisie commencée nulle et non avenue comme faite *super non domine*, toujours sous la réserve de l'action Paulienne. Peu importe, d'ailleurs, que cette aliénation soit postérieure à la dénonciation de la saisie ; il suffit qu'elle soit antérieure à la transcription. Cette solution a été le point de départ d'une critique adressée au système adopté par la loi du 2 juin 1841 (2) ; on a dit qu'il favorisait la fraude, qu'il permettait notamment à un débiteur de mauvaise foi, averti par la dénonciation, de soustraire son immeuble à l'action de la saisie en l'aliénant dans

(1) Boitard, Colmet d'Aage et Glasson, t. 2, nº 924 ; Bioche, nº 307 ; Carré et Chauveau, t. V, quest, 2269 ; Garsonnet, t. IV, nº 662.

(2) V. Paignon, I, p. 100, nº 45.

les quinze jours qui séparent la dénonciation de la transcription et de frustrer ainsi ses créanciers. Mais ces craintes sont bien exagérées, car le poursuivant est loin d'être complètement désarmé contre une telle fraude ; il a à sa disposition plusieurs moyens d'action : tout d'abord un procédé très simple : faire transcrire la saisie le jour même de la dénonciation. Ensuite l'action Paulienne, autrement redoutable pour le débiteur que celle qu'on aurait pu exercer autrefois contre lui. Ce n'est plus, en effet, cette arme presque symbolique de jadis, la difficulté contre laquelle viennent échouer presque toutes les procédures d'action Paulienne, la démonstration de la mauvaise foi se trouve désormais singulièrement simplifiée. Par le fait de la dénonciation de la saisie, le débiteur se trouve constitué en état de mauvaise foi ; comment oserait-il, en effet, arguer de sa bonne foi, lui qui s'empresse d'enlever au gage de ses créanciers précisément l'immeuble dont on vient de lui signifier la saisie ? Les faits, sinon la loi, le placent sous une présomption invincible de mauvaise foi. Quant au tiers acquéreur à titre onéreux à l'égard duquel les difficultés de preuves sont peut-être encore plus grandes, n'est-il pas lui aussi placé sous cette même présomption ? La saisie, quoique non encore transcrite, non encore révélée légalement aux tiers, ne va pas cependant sans une certaine publicité de fait qui rendra bien précaires les allégations d'ailleurs intéressées de cet acquéreur de la dernière heure. Les visites faites par l'huissier à l'occasion du commandement et de la dénonciation de la saisie, son transport sur les lieux pour la confection du procès-verbal de saisie, passent rarement inaperçus surtout dans les petites localités. Il y aura là une situation de fait qui ne peut manquer d'avoir sur le juge la plus grande influence. Remarquons enfin que, dans le cas de faillite ou de liquidation judiciaire du saisi, le créancier saisissant trouvera contre la fraude de son débiteur une arme très puissante dans le système de l'article 446 du Code de commerce où justement l'exercice de l'action Paulienne est rendu très facile à cause de la présomption inéluctable de mauvaise foi qui pèse sur le failli pendant la période suspecte. Comme on le voit, les craintes exprimées relativement au système de la loi du 2 juin 1841 nous paraissent vaines, à tous égards, il nous semble que la réforme réalisée sur le Code de procédure de 1807 est très appréciable et doit être approuvée.

Quoi qu'il en soit, nous avons déjà une notion générale de l'altération portée par la transcription de la saisie au droit d'aliénation du saisi ; elle nous apparait comme une paralysie de la faculté d'aliéner, destinée à maintenir l'immeuble sous l'action de la saisie. Les développements qui vont suivre nous la feront mieux connaître.

CHAPITRE PREMIER

Du mode suivant lequel opère la nullité de l'article 686 du Code de procédure civile.

« La partie saisie, dispose l'article 686 C. de procédure civile, ne peut, à compter du jour de la transcription de la saisie aliéner les immeubles saisis, à peine de nullité, et sans qu'il soit besoin de la faire prononcer. » Il semble au premier abord que cette nullité est essentiellement d'ordre public : « sans qu'il soit besoin de la faire prononcer, dit le texte ; » n'est-ce pas là par essence la nullité absolue, d'ordre public? Ces derniers mots ne signifient pas pourtant que le contrat passé entre le saisi et l'acquéreur est frappé d'une nullité absolue. Ils signifient purement et simplement que, contrairement à ce qui aurait dû avoir lieu d'après le droit commun, le poursuivant n'est point tenu d'interrompre la procécédure d'expropriation pour intenter une action contre l'acquéreur et qu'il peut continuer la saisie et procéder à l'adjudication sans avoir besoin d'une décision judiciaire annulant l'aliénation (1).

Il est en effet une règle fondamentale en matière de nullité (nous ne disons pas d'inexistence), c'est que toute nullité doit être prononcée par jugement et que l'acte entaché de nullité reste efficace tant qu'il n'a pas été annulé par la justice (2). De cette règle nous retrouvons l'application à chaque instant dans nos lois, sans qu'il y ait à distinguer entre les expressions dont s'est servi le législateur (3). Quels que soient les termes employés, son intention est toujours que le juge intervienne pour prononcer officiellement la nullité qu'il édicte. Il faudrait donc ici, si l'on s'en tenait à ces principes généraux, décider que l'aliénation faite par le saisi postérieurement à la transcription du procès-verbal de saisie, bien que

(1) Boitard, Colmet d'Aage et Glasson, t. II, nº 930; Garsonnet, t. IV, nº 664 ; Aubry et Rau, t. I, § 37 ; Bioche, nº 262 ; Carré et Chauveau, t. V, question 2293 ; Tarrible Rép. de Merlin, p. 57 ; Dutruc, *Formulaire des huissiers*, p. 641, nº 37.

(2) Aubry et Rau, t. 1, § 37. — « Sur l'inexistence et l'annulabilité », voir Capitant, *Introduction au droit civil*, p. 251 et suiv. — Planiol, *Traité de droit civil*, t. I, nº 307 et suiv.

(3) Comp. art. 1117 et 1304 C. civ , art. 896, 931, 943, 944, 1596, 1597, 2053, C. civ.

déclarée nulle par la loi, n'en resterait pas moins valable jusqu'à la décision du tribunal, aussi efficace que si elle n'était pas nulle. Il en résulterait le grave inconvénient d'interrompre une saisie commencée tant que la nullité n'aurait pas été prononcée ; c'est cet inconvénient que le législateur a voulu éviter en insérant dans l'article 686 cette exception.

Ainsi, si, au mépris de la saisie dûment transcrite, le saisi a aliéné son immeuble, les poursuites pourront continuer et l'adjudication s'accomplir sans qu'il soit nécessaire de faire prononcer par la justice la nullité de cette aliénation. Il est bon de remarquer qu'en disposant ainsi, la loi a très certainement entendu que l'adjudication survenue dans ces conditions aura son effet comme si l'immeuble n'eût pas été aliéné ; et que dès lors, dans le cas où l'acquéreur, se fondant sur l'antériorité de son acquisition, viendrait dans la suite réclamer l'immeuble à l'adjudicataire, celui-ci pourrait repousser ses prétentions en lui opposant la nullité établie par l'article 686 C. procédure civile. Nous reviendrons d'ailleurs sur ce point au chapitre III, dans lequel nous nous préoccuperons de déterminer les personnes qui peuvent se prévaloir de la nullité édictée par l'article 686 C. procédure civile.

CHAPITRE II

Des conditions sous lesquelles l'aliénation est frappée par la nullité de l'article 686 du Code de procédure civile.

Il est déjà acquis dans notre étude que prohibition n'est faite au saisi d'aliéner son immeuble qu'à compter du jour où la saisie dirigée sur cet immeuble a été transcrite, et que, par suite, l'aliénation consentie à une époque antérieure est valable et doit produire toutes ses conséquences de droit. Tel est le principe purement théorique (1). Mais, en fait, pour que cette aliénation puisse être opposée à la saisie, n'est-il point nécessaire que certaines conditions se trouvent remplies?

(1) Que décider si le saisi a aliéné le jour même de la transcription de la saisie? Dans une opinion, il suffit, pour que l'aliénation fasse échec à la prohibition de l'article 686, qu'elle ait précédé la transcription ne fût-ce que d'un instant. C'est, dit-on, le fait même de la transcription qui dépossède le saisi de la faculté d'aliéner et

Tout d'abord l'aliénation doit avoir date certaine avant la transcription de la saisie. En effet, dès qu'un créancier manifeste, de façon à ne laisser aucun doute, son intention de poursuivre l'expropriation contre son débiteur, et, à cet égard, la transcription du procès-verbal de la saisie est un acte on ne

l'incapacité de ce dernier ne saurait exister tant que la saisie n'est point réellement transcrite (V. Carré et Chauveau, quest. 2278; Bioche, n° 260). Mais cette manière de voir est repoussée par la plupart des auteurs. Elle se trouve en contradiction flagrante avec les termes même de l'article 686, disant expressément que la partie saisie ne pourra aliéner : « à compter du jour de la transcription ». Le législateur ne pouvait pas indiquer d'une façon plus nette son intention d'éviter toutes les contestations qui n'auraient pu manquer de se produire s'il eût été possible de se prévaloir d'une aliénation consentie une minute avant la transcription de la saisie. Son but, en se servant de ces expressions, a été d'établir une présomption en vertu de laquelle les aliénations faites le jour même de la transcription lui seraient par ce fait même considérées comme postérieures. S'il en avait décidé autrement, il aurait dit : « à compter de la transcription ». (Garsonnet, t. IV, n° 664, Limoges, 29 mai 1834, D. J. G. V° *Vente publique d'immeubles*, n° 649). Il est à remarquer que cette présomption ne saurait admettre la preuve contraire, puisque, servant à la loi pour annuler un acte elle rentre dans la catégorie de l'article 1352, Code civil. L'acquéreur ne pourra donc en aucun cas être admis à établir que, contrairement à cette présomption, l'aliénation, faite en sa faveur le jour même de la transcription de saisie, a été réellement effectuée avant cette transcription.

plus probant, il sépare, désormais, ses intérêts de ceux de son débiteur. Le conflit est très net. Aussi à partir de ce moment on ne saurait le considérer comme représenté dans une certaine mesure par son débiteur. L'opposition d'intérêts qui vient de se manifester justifie amplement notre proposition. Créancier saisissant et débiteur sont donc désormais deux personnes dont les intérêts vont diverger. Aussi, en saisissant, le créancier ne fait-il point œuvre d'ayant cause du débiteur ; on ne peut lui reconnaitre qu'une seule qualité celle de *tiers*. Il se trouve donc couvert à l'égard des actes faits par son débiteur, par la disposition de l'article 1328 du Code civil. Par suite, l'aliénation consentie avant cette transcription ne lui sera opposable que si elle a acquis avant cette formalité, date certaine, par l'un des événements dont parle ce texte. La question n'a d'intérêt que pour le cas où l'aliénation a été consentie par acte sous seing privé, l'acte authentique faisant foi de sa date par lui-même à l'égard des tiers. Aucune difficulté n'a d'ailleurs été soulevée sur ce point ; tous les auteurs sont d'accord quant à la solution à donner (1).

En second lieu, et non moins certainement, si l'aliénation a été consentie à titre gratuit, elle doit

(1) Aubry et Rau, t. VII, p. 756; Demolombe, t. XXIX, p. 548; Gars., t. IV, n° 667.

avoir été transcrite avant que la transcription de la saisie ait été opérée. Il résulte, en effet, en substance, du système spécial de publicité établi en matière de donations des biens susceptibles d'hypothèques par les articles 939 et suivants du Code civil, que toute personne, pourvu qu'elle y ait intérêt et qu'elle ne soit point, d'ailleurs, l'ayant cause du donateur, est en droit de méconnaitre une donation qui ne lui a pas été révélée par la formalité de la transcription. Dès lors, comme le créancier saisissant qui a fait transcrire sa saisie est intéressé à ce qu'elle poursuive son cours sans obstacle et que, d'autre part, il a cessé d'être l'ayant cause du donateur, il peut se prévaloir de ce que la donation n'a point été transcrite et la considérer comme non avenue. Et ce, qu'il soit saisissant hypothécaire ou simplement chirographaire. « L'article 941 Code civil, en déclarant que ce défaut de transcription pourra être opposé par toutes personnes ayant intérêt, dit la cour de Caen, comprend plus, évidemment, dans cette généralité d'expression, les chirographaires qu'il n'est point question d'eux dans les exceptions spécialement apportées à ce principe : le but de la loi étant de préserver ceux qui traiteraient ultérieurement avec le donateur d'être trompés sur une solvabilité qui ne serait qu'apparente, s'applique tout aussi bien aux chirographaires qu'aux hypothécaires. Il en est du défaut de transcription d'une donation immobilière comme du défaut de signification du transport d'une créance. Il y a analogie frappante entre les dispositions de loi citées (art. 938, 939, 941 C. civ.) et les articles 1689 et 1690 Code civil, et de même que l'article 1690 peut être invoqué par les chirographaires, ils peuvent aussi se prévaloir de l'article 941 (1). »

Mais supposons maintenant que l'aliénation antérieure à la transcription de la saisie a été consentie à titre onéreux. Est-il nécessaire pour qu'elle puisse être opposée au créancier saisissant qu'elle ait été transcrite avant la transcription de la saisie? On aurait dû répondre non, avant 1855, car à cette époque le transfert à titre onéreux de la propriété immobilière s'accomplissait par le seul consentement des parties, indépendamment de toute publicité. Les difficultés se résolvaient d'après les principes relatifs à la certitude de la date à l'égard des tiers. Mais

(1) Caen, 19 février 1841 (Dalloz, *Rép* v° *Donations*, n° 1567). — En ce sens, Cassation, 7 avril 1841 (Sir. 41, 1, 393); 23 novembre 1859 (Sir. 61, 1, 85); Limoges, 28 février 1879 (D. P. 80, 2, 126; Sir. 80, 2, 52). — Aubry et Rau, t. VII, p. 392; Demolombe, t. XX, n° 301; Garsonnet, t. IV, n° 667.

la question est née avec la loi du 23 mars 1855 sur la publicité des mutations immobières entre vifs, et à titre onéreux. Il ressort, en effet, de cette loi, que l'acquéreur à titre onéreux d'un immeuble, qui a négligé de publier son acquisition en la faisant transcrire, ne peut point l'opposer à ceux qui ont acquis des droits sur cet immeuble et qui les ont conservés conformément aux lois. On s'est demandé si le saisissant, par le fait de la transcription de la saisie, n'a point acquis un droit dans le sens de la loi du 23 mars 1855; de telle sorte que ce droit se trouvant conservé par cette transcription, il soit recevable à méconnaître l'aliénation consentie avant cette formalité, mais non transcrite, ou transcrite postérieurement par hypothèse.

Avant d'aborder cette difficulté, il convient de montrer quels intérêts s'y trouvent engagés. Un créancier est en voie de saisir l'immeuble de son débiteur ; le moment venu de transcrire sa saisie, il se rend à cet effet au bureau de la conservation des hypothèques et là, comme rien ne l'avertit que cet immeuble a fait l'objet d'une aliénation, il procède à la transcription. Quelle sera la situation de ce saisissant si, au cours de la procédure, l'acquéreur de l'immeuble est déclaré recevable à lui opposer son acquisition ? Est-il simple créancier chirographaire ce n'est pas seulement sa saisie qui tombe, c'est son droit de gage sur l'immeuble qui est anéanti, car il ne peut pas suivre le bien aliéné dans le patrimoine de l'acquéreur; le voilà privé de toutes les chances qu'il avait d'être payé sur le prix de cet immeuble et bien plus, ceci n'est-il point véritablement excessif, obligé de supporter en pure perte les frais de la procédure accomplie, toujours bien entendu sous la réserve de l'article 1167 Code civil. Est-il créancier hypothécaire, il aura sans doute le droit de suivre l'immeuble dans le patrimoine de son acquéreur, mais sa situation ne laisse pas pour cela d'être pénible; il sera, en effet, obligé de recommencer la saisie sur la tête de ce tiers acquéreur, d'où retard et supplément de frais. L'acquéreur provoque-t-il la purge, le saisissant pourra être contraint, ne pouvant surenchérir pour moins d'un dixième, d'accepter des offres jugées par lui inférieures à la véritable valeur de l'immeuble et sera ainsi exposé à un danger qu'il n'aurait pas à redouter avec les enchères libres et souples de la saisie immobilière; de plus, il pourra dans l'exercice de son droit de surenchère se trouver arrêté par l'obligation à lui imposée par l'article 2185, alin. 5, C. civ. de donner caution jusqu'à concurrence du prix et des charges. On voit par là l'intérêt que présente pour le saisissant chirographaire ou hypothécaire la question de savoir s'il peut ou non se prévaloir du défaut de transcription de l'aliénation qu'on prétend lui imposer. Corrélativement, peut s'établir l'intérêt de l'acquéreur; si l'immeuble acquis par lui n'est point hypothéqué et fait l'objet d'une saisie purement chirographaire, il s'agit pour cet acquéreur de conserver ou non son acquisition purement et simplement; s'il se trouve en présence de créanciers hypothécaires, il s'agit pour lui de pouvoir ou non exercer le droit de purge qui, nous venons de le voir, peut lui permettre de conserver l'immeuble pour un prix inférieur à celui qu'auraient pu lui imposer les enchères libres de la saisie.

Pour trancher la difficulté, de nombreux arrêts ont une tendance à se reporter purement et simplement à la question de savoir en quelle qualité agit le créancier saisissant : est-il simple créancier chirographaire, il ne pourra point se prévaloir du défaut de transcription de l'aliénation ; est-il créancier hypothécaire, il le pourra (1). Mais nous ne comprenons pas cette dualité de solution. Ces arrêts en effet sem-

(1) Nancy, 8 décembre 1856 (D. P. 58,3,61) ; Caen, 1er mai 1858 (D. P. 58, 3, 161) ; Besançon, 29 novembre 1858 (D. P. 59, 2, 33) ; Caen, 23 janvier 1866 (D. P. 68, 2, 140) ; Cass., 25 juillet 1877 (Sir., 77, 1, 441) ; Cass., 31 août 1881 (D. P. 82, 1, 17) le seul parmi ces arrêts qui consacre expressément ce système ; Bourges, 12 décembre 1887 (D. P. 88, 2, 298); Cass., 18 décembre 1888 (D. P. 89, 1, 185).

blent n'accorder au saisissant le droit de méconnaître l'aliénation non transcrite qu'uniquement en considération de l'hypothèque dont il serait nanti. Or sans doute l'hypothèque est un droit qui entre expressément dans le système des droits entre lesquels, conformément à la loi du 23 mars 1855, l'antériorité de publicité est la règle des conflits ; et il suit de là, par exemple, qu'une hypothèque, consentie sur un immeuble, qui auparavant a fait l'objet d'une aliénation, sera valable dans tous ses effets, lorsqu'elle aura été conservée avant que cette aliénation ait été elle-même transcrite. Mais l'hypothèque n'a point pour effet de faire obstacle à l'aliénation de l'immeuble qu'elle frappe et l'on ne voit pas dès lors comment le saisissant, se réclamant uniquement de son droit d'hypothèque, pourrait être admis à se prévaloir du défaut de transcription d'une aliénation à laquelle sa qualité de créancier hypothécaire ne lui permettait point de s'opposer. Si donc le droit de méconnaître l'aliénation non transcrite existe au profit du saisissant, ce n'est pas de l'hypothèque qu'il peut résulter mais de la saisie, et ce droit, il faut l'admettre ou le rejeter sans qu'il y ait à distinguer suivant que le saisissant est ou non créancier hypothécaire.

Ainsi, pour placer la question sur son véritable terrain, il faut se demander si le saisissant, en sa seule qualité de saisissant, sans qu'il y ait à distinguer suivant qu'il est créancier hypothécaire ou non, est en droit de se prévaloir du défaut de transcription. Il importe, en effet, de se garder de la confusion que nous venons de signaler dans les arrêts précités, avec d'autant plus de soin qu'elle paraît avoir été faite par le législateur lui-même. Il semble, en effet, que celui-ci se soit généralement placé, pour tracer les règles de l'expropriation forcée, dans l'hypothèse où la saisie est faite par un créancier hypothécaire ; ceci s'explique d'ailleurs aisément, car, en fait, les choses se passent presque toujours de cette façon : le créancier chirographaire n'a guère d'intérêt à commencer des poursuites d'expropriation qui ne serviront à désintéresser que les créanciers préférables en rang. Toutefois cette considération toute de pratique laisse intacte la question de principe : il est indéniable que tout créancier, quel qu'il soit, privilégié, hypothéeaire ou chirographaire, a le droit de poursuivre l'expropriation de son débiteur ; il le fait à ses risques et périls. Il faut donc s'abstraire de cette considération et n'en point tenir compte, croyons-nous, dans la question de savoir si le saisissant, peut se prévaloir du défaut de transcription (1).

(1) V. en ce sens Labbé, note dans Sir., 77, 1, 441 ; Beudant, note dans D. P. 78, 1, 49.

L'affirmative et la négative se partagent la doctrine et la jurisprudence et chacune de ces deux opinions se recommande du nom d'un jurisconsulte éminent : la première a pour maître M. Labbé (1) la seconde M. Beudant (2).

Dans l'opinion de l'affirmative on raisonne de la façon suivante : La loi du 23 mars 1855, en rétablissant la nécessité de la transcription pour les mutations immobilières, a eu en vue d'assurer la sécurité des tiers, et ces tiers, que l'article 3 de cette loi définit ainsi : « tiers qui ont des droits sur l'immeuble et qui les ont conservés conformément aux lois », quels sont-ils ? Ce ne sont évidemment pas les parties contractantes, ni leurs représentants, continuateurs de leur personne ; ce ne sont pas non plus ceux qui, traitant avec le propriétaire de l'immeuble, ne vont acquérir de ce dernier qu'un droit de créance, c'est-à-dire un droit indirect, atteignant l'immeuble seulement par l'intermédiaire de l'activité juridique du débiteur. Mais les tiers dans le sens de la loi du 23 mars 1855, ce sont tous ceux, sans exception, qui tendent à acquérir sur l'immeuble un droit propre, opposable à tous et indépendant de la volonté du constituant. Or, c'est bien un droit de cette dernière

(1) Note sous Cass., 25 juillet 1877 (S. 77, 1, 441).

(2) Note sous Cass., 25 juillet 1877 (D. P. 78, 1, 49).

nature que le saisissant, par l'effet de la saisie, tend à acquérir sur l'immeuble et qu'il acquiert en fait aussitôt que la saisie est transcrite. « Considérant, dit la Cour d'appel de Paris, que la saisie affecte directement l'immeuble qui en est frappé; qu'elle réalise au profit du saisissant un droit propre et spécial ; que voulant définir ce droit, les auteurs le qualifient tantôt de sûreté réelle, tantôt de gage tacite ou de gage judiciaire ; qu'il y a lieu de reconnaître en lui une sorte d'antichrèse ; que dans tous les cas et quelle que soit la qualification qu'on lui donne, cette saisie lorsqu'elle a été transcrite, a comme effets qui lui sont attachés par la loi, ceux de changer le propriétaire saisi en un simple séquestre judiciaire, de le priver de sa jouissance en immobilisant les fruits, de rendre nulle la disposition partielle ou totale qu'il ferait de sa chose, et enfin d'anéantir en sa personne la propriété elle-même, en consommant l'aliénation de l'immeuble saisi, en le transformant en un prix, sur lequel le saisissant est appelé par un droit de suite à faire valoir ses frais par privilège et sa créance à son rang de préférence ou à due concurrence ; — considérant que des conséquences passives de cette nature atteignent la propriété dans son essence ; que l'esprit ne peut juridiquement les concevoir, d'une part, sans un droit actif et réel qui les ait produites et qui leur soit corrélatif, et d'autre part sans une personne civile sur laquelle ce droit actif repose; que s'il en est ainsi, il faut reconnaître que ce droit actif nécessaire ne peut être que celui qui dérive de la saisie et que la personne civile en qui il réside ne peut être que le saisissant... »; Le saisissant rentre donc dans la catégorie des personnes que la loi du 23 mars 1885 a entendu protéger par son système de publicité et si, par suite, on le considère au moment où il a fait transcrire sa saisie, c'est-à-dire au moment où son droit sur l'immeuble se trouve publié, il faut le déclarer recevable à reconnaître une aliénation qui n'a point été transcrite (1).

Les partisans de la négative se refusent à admettre que la saisie confère au saisissant un droit de la nature de ceux dont la loi du 23 mars 1855 a entendu protéger l'acquisition. Pour expliquer les effets de la saisie, ainsi que le dit M. Beudant, il n'est nullement indispensable de recourir à l'idée détournée ou hypo-

(1) V. dans le sens de l'affirmative : Labbé note dans Sir . 77, 1, 441 ; Herbet note dans D. P., 77, 2, 74; Seligmann, *Saisie immobilière* n° 59; Berger, *Transcription* n° 284 ; Mourlon, *Revue pratique* 1856, t. I, p. 472; Godoffre *Journal des avoués*, 1857, art. 2585, pp. 89 et 1858 ; art. 3022, p. 346 ; Ollivier et Mourlon *Explication de la loi du 21 mai 1858*, n° 197 ; Bertrand, note dans DP., 58, 2, 162 ; Dutruc, *Formulaire des huissiers*, p. 640 ; Cristophle, *Journal l'Audience*, 1858 ; — Paris, 9 février 1877 (D. P., 77, 2, 74).

thétique d'un droit réel. Assurément la saisie immobilière apporte de très graves restrictions au droit de propriété du saisi sur son immeuble : elle prive le saisi de sa jouissance, parfois même de son administration, et rend nulle la disposition partielle ou totale de sa chose. Mais ces restrictions, destinées à assurer la réalisation du gage des créanciers, rien n'autorise à croire que le législateur ait entendu les rattacher à la grande distinction des droits réels ou des droits de créance. Elles s'expliquent seulement par l'idée d'une incapacité, d'une pure déchéance personnelle qui vient frapper le débiteur et l'empêcher d'accomplir aucun acte qui puisse déranger les créanciers dans leurs poursuites. D'ailleurs, il est de principe que le nombre des droits réels est fixé limitativement par la loi et que le législateur seul peut en créer; or, nulle part, le législateur n'a créé de droit réel au profit du saisissant et l'interprète de la loi pas plus que le juge ne sauraient s'arroger un pouvoir qui n'appartient qu'au seul législateur. Du reste, s'ils le font, qu'arrive-t-il? C'est qu'ils imaginent un droit réel nouveau qu'il leur est impossible de définir et qu'en désespoir de cause ils sont obligés de qualifier de droit *sui generis*, ce qui laisse entière la question. Il faut donc conclure que le créancier qui poursuit sur l'immeuble de son débiteur la réalisation de son droit de créance, ne modifie point pour cela la nature personnelle de ce droit et que par suite, le saisissant, n'étant pas un tiers dans le sens de la loi du 23 mars 1855, ne peut point se prévaloir du défaut de transcription (1).

Si nous avions à choisir entre ces deux systèmes, c'est vers le premier que nous tournerions nos préférences. Ce qui nous détermine en ce sens, c'est d'abord une considération d'équité. Par la transcription de la saisie, le saisissant ne manque point d'avertir les tiers qui se proposeraient d'acquérir des droits sur l'immeuble, de l'indisponibilité dont cet immeuble vient d'être frappé, et il est juste que de son côté l'acquéreur avertisse les créanciers de son acquisition afin de leur éviter des poursuites inutiles. Nous ne saurions raisonnablement admettre qu'après une saisie régulièrement pratiquée sur un immeuble, transcrite et poursuivie jusqu'à l'aliénation par une adjudication publique prononcée sous la sanction de

(1) Voir dans le sens de la négative Beudant note D. P. 78, I. 49; Devilleneuve, note dans Sir., 58, 2, 449; Flandin, *Transcription*, t. II, n° 853; Carré et Chauveau, t. V, quest. 2291 bis; Mourlon, t. II, n° 476 et s.; Aubry et Rau, t. II, p. 313; t. IV, pp. 346 et 347; Verdier, *Transcription 2e édition*, t. II, n° 312 et 3; Bridard, *Rev. Caen* 1858, p. 147; — Dôle 10 mars 1858 (D. P. 58, 3, 61); Angers 1er décembre 1858 (D. P. 59, 2, 90); Brioude, 2 décembre 1861 (Sir., 62, 2, 90); Nimes, 13 mars 1862 (Sir., 63, 3, 58); Grenoble, 1er juin 1865 (D. P. 65, 2, 181).

la justice, un acquéreur puisse faire soudainement apparaître un acte de vente jusqu'alors tenu secret, et, en le faisant transcrire avant la transcription du jugement d'adjudication, anéantir l'adjudication ainsi que rejeter à la charge du saisissant tous les frais faits par lui légitimement, et de bonne foi sur sa procédure de saisie.

D'ailleurs l'analyse exacte du droit acquis au saisissant par la saisie vient renforcer cette considération déjà si puissante en lui donnant l'appui des principes strictement juridiques. Nous ne pouvons mieux faire à cet égard que de rapporter les paroles de M. Labbé : « Nous ne doutons pas de la vérité d'une doctrine qui donne à la saisie son effet essentiel; au dessus des textes assez nombreux qui concourent à la démonstration, il y a une raison suprême qui nous a toujours persuadé. Cela est, parce que cela doit être; autrement la saisie serait un non sens. Un créancier chirographaire a suivi la foi de son débiteur; oui. Il doit suivre et subir les variations de la fortune de ce débiteur; oui. Il doit respecter les actes de ce débiteur, lequel a conservé la liberté de disposer de ses biens ; oui. Tout cela est vrai mais avec une limite. Tout cela doit être observé jusqu'à ce que, étant démontré que le débiteur ne paiera pas bénévolement, le créancier use des armes légales pour arriver au paiement forcé. Alors il entre en lutte contre le débiteur ; il pratique des saisies dont l'effet sur le bien saisi doit être indépendant de la volonté et des actes volontaires du débiteur. Or, un effet juridique quelconque produit sur un bien, qui affecte la propriété d'un bien et qui est désormais indépendant de la volonté du propriétaire, mérite le nom de droit réel. Si la saisie procure un droit réel, la saisie pratiquée sur un immeuble entre dans le système des actes entre lesquels, aux termes de l'article 3 de la loi de 1855, l'antériorité de la publicité est la règle des conflits. On objecte que ce droit réel, le législateur ne l'a pas dénommé, défini, classé. Qu'importe s'il l'a fait vivre et fonctionner sous nos yeux ? Or l'effet de la saisie est de rendre indisponible l'objet saisi. Le débiteur ne cesse pas d'être propriétaire mais il ne peut plus aliéner au préjudice du saisissant (article 686 C. proc. civ.). On croit pouvoir expliquer cette conséquence de la saisie sans reconnaître un droit réel en disant : le débiteur est incapable d'aliéner mais sa propriété est intacte. Une incapacité qui a sa source non dans l'état de la personne mais dans l'état particulier d'un bien, une incapacité relative à un bien est en réalité une modification, un démembrement de la propriété (1). »

Il nous parait donc démontré sur le terrain de la loi et de l'équité que le saisissant a acquis par le fait

(1) Labbé note dans Sirey 77, I, 441.

de la transcription de sa saisie un droit réel sur l'immeuble exproprié. Et nous le répétons, ce droit réel lui appartient sans qu'on ait à se préoccuper, comme le fait la jurisprudence, du point de savoir s'il est créancier hypothécaire ou simplement chirographaire. Nous concluons en conséquence que le saisissant hypothécaire ou chirographaire est en droit de méconnaître l'aliénation consentie par le saisi antérieurement à la transcription de la saisie, si cette aliénation n'a point été transcrite avant cette dernière formalité.

CHAPITRE III

Des Personnes qui peuvent se prévaloir de la nullité édictée par l'article 686 du C. de proc. civ.

Plusieurs catégories de personnes pourront trouver favorable à leurs intérêts de se prévaloir de la nullité établie par l'article 686 du Code de procédure civile. Mais nous allons, en examinant successivement la situation de chacune d'elles, rechercher si cette faculté lui est reconnue par la loi.

I. — Créanciers.

A considérer tous les créanciers sans exception admis à poursuivre le paiement de leur créance sur le prix d'adjudication de l'immeuble saisi, on pourrait être amené à se représenter la saisie immobilière comme un acte collectif, un effort exercé en commun par la masse des créanciers pour arriver à être désintéressée. Mais tel n'est point, en général, le caractère de la saisie. Ce n'est que dans le cas spécial de faillite ou de liquidation judiciaire du débiteur que le syndic, en poursuivant la vente des immeubles du failli, agit au nom et pour le compte de la masse entière des créanciers. Dans le système du droit commun, en matière de déconfiture, il en est bien autrement : le principe, ici, c'est que les créanciers sont dans un mutuel état d'indépendance relativement à l'exercice du droit de saisie ; le fait de saisir reste personnel à chacun d'eux comme le droit dont il poursuit la réalisation. L'intelligence de ce principe était nécessaire pour établir le départ à faire entre les différents créanciers qui peuvent ou non invoquer la nullité de l'article 686 du Code de procédure civile.

Peut s'en prévaloir tout d'abord le créancier premier saisissant, qu'il soit hypothécaire ou simplement chirographaire. Ce point est de toute évidence : ce créancier a saisi, il a entrepris de réaliser son gage et c'est précisément pour lui permettre d'aboutir sans obstacle à cette réalisation que la loi a déclaré nulle l'aliénation consentie postérieurement à la transcription de sa saisie. Il peut donc au premier chet se prévaloir de cette nullité. Nous le verrons continuer les poursuites et procéder à l'adjudication comme si l'immeuble n'avait point été aliéné. Il peut néanmoins tenir une conduite différente : s'adresser à la justice avant l'adjudication, pour faire prononcer la nullité de l'aliénation. Voici l'intérêt qu'il a à agir de la sorte : Il est vrai que l'adjudicataire saurait défendre son acquisition contre l'acquéreur si ce dernier, comptant sur l'antériorité de l'aliénation à lui consentie, venait dans la suite lui réclamer l'immeuble adjugé; mais, quelque certaine que soit l'issue d'un procès, la perspective n'en est jamais agréable ; l'on ne peut s'empêcher de songer aux frais et aux ennuis qu'entraine toujours avec elle la meilleure des causes et, ici, il est à redouter que la crainte d'avoir à soutenir un procès avec tous les inconvénients qui y sont inhérents, ne tienne éloignés les futurs enchérisseurs. Le meilleur moyen de les rassurer c'est de rendre ce litige impossible en faisant avant l'adjudication prononcer par justice la nullité de l'aliénation. Ainsi toute crainte de procès futur se trouve écartée pour l'acquéreur ; les enchères s'en ressentiront à coup sûr et le prix d'adjudication sera plus élevé. Le saisissant peut donc estimer de son intérêt de rassurer ainsi les enchérisseurs en faisant, avant l'adjudication, prononcer par la justice la nullité de l'aliénation (1). Nul doute d'ailleurs qu'il ne le puisse, car, ce faisant, il exerce un droit inhérent à son droit même de saisie, celui de réaliser son gage aux meilleures conditions possibles, de porter l'immeuble à son plus haut prix.

Que décider à l'égard des créanciers saisissants postérieurs; peuvent-ils comme le premier saisissant se prévaloir de la nullité établie par l'article 686 du Code de procédure civile? La réponse comporte une distinction.

Voici une première hypothèse. Postérieurement à la transcription de la première saisie, le saisi a aliéné son immeuble; puis alors seulement un second saisissant a apporté sa saisie à la transcription. Nous supposons, d'ailleurs, que l'aliénation ainsi

(1) Le premier saisissant n'est point le seul intéressé à faire prononcer avant l'adjudication, par la justice, la nullité de l'aliénation. On peut dire que tous les créanciers, au moins théoriquement, y ont intérêt. Tous en effet sans distinction doivent désirer de faire monter les enchères au plus haut prix : plus celles-ci seront élevées plus ils auront chance d'être désintéressés ; on peut même supposer qu'après paiement de tous les créanciers à préférence il demeurera un reliquat disponible suffisant pour désintéresser intégralement chacun des créanciers simplement chirographaires.

consentie par le saisi, avant que le second saisissant ait apporté sa saisie à la transcription, a date certaine avant ce moment, et, en outre, qu'elle a été transmise conformément à la loi du 23 mars 1855.

Dans cette hypothèse, le second saisissant ne peut se prévaloir de la nullité de l'article 686. N'oublions pas, en effet, que l'exercice du droit de saisie est essentiellement personnel. L'aliénation est nulle à l'égard du premier saisissant, mais le second ne peut point invoquer une nullité uniquement destinée à protéger une situation qui n'est pas la sienne. Sa situation, à lui, au moment où l'aliénation a été consentie, est analogue à celle de tout créancier qui n'a pas encore fait transcrire sa saisie, c'est dire que l'immeuble est, à son égard, sorti régulièrement du patrimoine du débiteur. Il doit respecter l'aliénation. Si le premier saisissant pour une raison quelconque venait à abandonner les poursuites, il ne saurait, lui, second saisissant, les continuer. Créancier hypothécaire, il serait obligé de diriger une nouvelle saisie sur la tête du tiers détenteur; créancier chirographaire, il aurait perdu tout recours sur l'immeuble sorti du patrimoine de son débiteur, sauf à lui de l'y faire rentrer par la voie de l'action Paulienne.

Mais, supposons maintenant le contraire ; le second saisissant s'est rendu au bureau de la conservation des hypothèques pour faire transcrire sa saisie, le conservateur lui a refusé la transcription à cause de l'existence d'une première saisie déjà transcrite et s'est contenté de constater son refus en marge de cette seconde saisie; puis, le saisi a aliéné son immeuble. Que décider, dans ce cas; le second saisissant sera-t-il recevable à se prévaloir de la nullité de cette aliénation? Nous répondrons oui, car nous estimons qu'au regard de la loi le second saisissant, bien qu'il n'ait pas pu faire transcrire sa saisie, se trouve dans une situation identique à celle du premier saisissant ayant pu faire transcrire la sienne. Pour éviter des frais inutiles, le législateur a décidé que la réalisation du gage commun ne s'opèrerait que par une procédure unique et c'est pour cette raison que la seconde saisie n'a pu être transcrite. Mais cette règle si sage de l'unité formelle des poursuites ne peut point avoir pour conséquence de paralyser le droit de saisie des créanciers autres que le poursuivant. Etablie dans l'intérêt de tous, elle ne saurait préjudicier à ces derniers. Dès lors, le second saisissant, à partir du moment où le conservateur des hypothèques a constaté en marge de son procès-verbal le refus de transcrire, doit être considéré comme co-saisissant et si l'on nous permettait l'expression, comme co-transcrit. Sans doute, aux termes de l'article 687 du Code de procédure civile que nous étudierons dans la suite, il suffit à celui qui a acquis l'immeuble postérieurement à la transcription de la saisie pour valider son acquisition, de désintéresser les créanciers inscrits et le *saisissant*, et il semble résulter de cet article que les saisissants postérieurs restent toujours étrangers à la saisie puisqu'il n'y est point dit formellement qu'eux aussi devront être désintéressés pour que l'aliénation soit validée; mais il ressort de la discussion qui eut lieu à la Chambre des députés, le 7 janvier 1841, lors de la rédaction de l'article 687 que le législateur en employant le mot *saisissant* a entendu désigner non pas seulement le poursuivant, mais tout créancier qui à la suite de ce dernier, a exercé son droit de saisie. Dans son esprit, l'article 687 signifie que l'acquéreur de l'immeuble doit, pour valider son aliénation, désintéresser tous les créanciers qui, avant cette aliénation, avaient apporté leur saisie à la transcription, que cette transcription ait pu ou non être opérée. Nous concluons donc que le saisissant postérieur peut se prévaloir de la nullité de l'aliénation consentie postérieurement au moment où il a apporté sa saisie à la transcription et où le conservateur des hypothèques a constaté en marge de son procès-verbal le refus de transcrire. Ainsi, que pour une raison quelconque les poursuites soient abandonnées par le poursuivant, le saisissant pourra, en obtenant la subrogation, les prendre au point où ce dernier les a laissées et les continuer.

Comme le premier saisissant, il aura la faculté de méconnaître d'une façon absolue l'aliénation intervenue et aussi celle d'en faire prononcer la nullité en justice pour augmenter la chaleur des enchères et porter l'immeuble au plus haut prix possible.

Quant aux créanciers inscrits, la question de savoir s'ils peuvent ou non se prévaloir de la nullité édictée par l'article 686 Code procédure civile, se résout par une distinction tirée du principe posé par l'article 693 du même Code.

Si l'on se trouve dans l'intervalle de temps compris entre la transcription de la saisie et le moment où mention est faite sur le registre du conservateur, en marge de cette transcription, des sommations adressées aux créanciers inscrits d'avoir à prendre communication du cahier des charges et d'y faire leurs dires et observations, les créanciers inscrits ne sont pas encore liés à la saisie, car le saisissant est encore le maître des poursuites : il peut consentir seul une radiation valable et il suffit de le désintéresser seul, pour que, la radiation ayant été consentie par lui, l'aliénation se trouve validée par rapport à tous. Dès lors, dans cette première période, les créanciers inscrits ne peuvent point se prévaloir de la nullité de l'aliénation consentie postérieurement à la transcription de la saisie. Ils n'ont point exercé leur droit de saisie et il ne saurait être question pour eux de défendre une saisie qui leur est étrangère. A leur égard l'immeuble aliéné est sorti régulièrement du patrimoine de leur débiteur. Conséquences ? Si, dans la suite, ils s'avisent de saisir à leur tour dans le but de se faire subroger dans les poursuites que le poursuivant aurait abandonnées, la subrogation ne saurait leur être accordée : ils seront obligés, pour réaliser leur gage, de diriger une nouvelle saisie contre le tiers acquéreur. En second lieu, si, dans l'espoir de faire monter le prix de l'adjudication, ils demandent au tribunal de prononcer la nullité de l'aliénation, le tribunal ne devra point y consentir (1).

Que si nous nous plaçons maintenant dans la seconde période, c'est à dire dans celle qui s'écoule entre la mention des sommations aux créanciers inscrits et l'adjudication, la situation est profondément modifiée. La saisie maintenant ne peut plus être rayée que du consentement unanime de tous les créanciers inscrits (693 C. proc. civ.). C'est dire que ces derniers

(1) Chauveau et Carré t. V, question 2294, 2303 et 2335 ; Garsonnet, t. IV, nº 665, César Bru. *Traité de la procédure des voies d'exécution*, nº 361 ; Tribunal civil Seine 16 novembre 1889 (La loi du 22 janvier 1890) ; trib. civ. de Rouen 5 janvier 1893 (Recueil de Rouen 1893, 71).

se trouvent liés à la procédure. Il est vrai que le créancier inscrit n'a rien fait personnellement pour mettre son droit de saisie en exercice et cependant, malgré cette inaction, la saisie, au point où elle est arrivée de son développement, est devenue son fait ; le créancier inscrit doit être maintenant considéré comme co-saisissant. C'est la volonté de la loi. Dans ces conditions nul doute qu'il ne puisse se prévaloir de la nullité de l'aliénation consentie par le saisi dans la période où nous nous sommes placé. Tous les auteurs sont d'accord sur ce point.

Tels sont, parmi les créanciers, ceux-là seuls qui peuvent se prévaloir de la nullité de l'art. 686 : saisissants hypothécaires ou chirographaires et créanciers hypothécaires non saisissants mais inscrits. Ne sauraient s'en prévaloir ni les créanciers hypothécaires non inscrits, ni les créanciers chirographaires.

Les créanciers hypothécaires non inscrits, en effet, n'ont rien fait personnellement pour exercer leur droit de saisie, pour modifier leur situation à l'égard de leur débiteur, et d'autre part, comme, n'ayant pas publié leur hypothèque, ils sont restés inconnus, la loi n'a pu les lier à la procédure comme les créanciers inscrits ; elle les a laissés dans leur situation de non saisissants. Dès lors, l'immeuble aliéné au cours de la procédure d'expropriation doit être considéré à leur égard comme ayant quitté régulièrement le patrimoine de leur débiteur. C'est dire qu'ils ne sauraient se prévaloir de la nullité (1).

Toutefois il est bon de faire remarquer le caractère étrange et peu élégant de cette solution, en tant qu'elle s'applique aux créanciers dispensés d'inscription. D'une part, en effet, la loi décide que certains créanciers pourront exercer leur hypothèque avec tous les effets qu'elle comporte sans la faire inscrire; d'autre part, cependant, elle ne permet qu'aux créanciers inscrits d'invoquer la nullité de l'article 686.

Enfin les créanciers chirographaires eux aussi sont restés dans l'inertie et étrangers aux poursuites. Et l'on ne voit pas pour quelle raison une procédure engagée par une autre personne modifierait en quoi que ce soit leur situation à l'égard du débiteur. Ils n'ont point cessé d'être les ayants cause de ce dernier et l'aliénation de l'immeuble leur est opposable. Il leur reste d'ailleurs toujours une ressource, celle

(1) Le poursuivant, d'accord avec les créanciers inscrits, peut donner main levée de la saisie sans le consentement des créanciers à hypothèque légale non inscrits. V. Chauv. et Carré quest. 2335; Rodière, t. II, p. 304 ; Colmet d'Aage et Glasson nº 944.

de la faire tomber au moyen de l'action Paulienne s'ils peuvent établir les conditions d'exercice exigées pour cette action (1).

II. — Adjudicataire.

Supposons maintenant que l'adjudication ait eu lieu, les créanciers liés à la procédure, poursuivant ou autres, ayant passé outre à l'aliénation c'est-à-dire ne s'étant point préoccupes d'en faire prononcer la nullité par la justice. Dans ces conditions, la question se pose de savoir si l'adjudicataire est en droit de se prévaloir de la nullité pour repousser les prétentions de l'acquéreur qui, se fondant sur l'antériorité de l'aliénation à lui consentie, viendrait lui réclamer l'immeuble. L'affirmative ne nous paraît point douteuse. Il faut bien pour sauvegarder les intérêts du poursuivant et, d'une façon générale, de tous les créanciers liés à la procédure d'expropriation, que l'adjudicataire puisse, le cas échéant, défendre lui-même son acquisition : « autrement, dit la

(1) Bioche nº 163 ; Carré et Chauvean t. V ; quest. 2294 ; Rouen 27 avril 1820 ; Cass. 4 janvier 1882 D. P. 83, 1, 200 ; Sirey 82, 1, 268.

Cour de Paris, les enchérisseurs seraient éloignés par la crainte qu'une surveillance insuffisante de la part des créanciers ne compromît leurs droits futurs (1) ».

D'ailleurs s'il n'en était point ainsi, il faut reconnaître que la loi aurait accordé aux créanciers une singulière faculté en les autorisant à continuer les poursuites sans avoir besoin de faire prononcer par la justice la nullité de l'aliénation. Si l'adjudicataire en effet ne pouvait sauvegarder lui-même ses droits en se prévalant de ladite nullité, les créanciers seraient bien maladroits en ne la faisant pas prononcer eux-mêmes par la justice avant l'adjudication; leur négligence à cet égard aurait pour résultat de rendre l'immeuble invendable, de tenir éloignés tous les enchérisseurs, ceux-ci ne se souciant point d'acquérir un bien qu'ils ne pourraient conserver. Ainsi la loi aurait concédé aux créanciers une faculté dont la prudence la plus élémentaire leur conseillerait de ne point user. Il est inadmissible de prêter au législateur une pareille inconséquence.

Tous les auteurs cependant ne s'accordent point à

(1) 5 avril 1864, Sir., 64, 2, 100.

reconnaître à l'adjudicataire le droit de se prévaloir de la nullité à l'encontre de l'acquéreur. Quelques-uns d'entre eux le leur refusent et leur opinion est fortifiée par un arrêt relativement récent de la Cour de Paris. On argumente dans cette opinion du texte même de l'article 687 du Code de procédure civile. Cet article, dit-on, qui se préoccupe du moyen de valider l'aliénation, d'effacer la nullité dont elle est entachée, ne subordonne cette validation qu'au désintéressement du saisissant et des créanciers inscrits ; par suite, il suffit de désintéresser ces derniers pour rendre désormais l'aliénation inattaquable à l'égard de toute autre personne et notamment de l'adjudicataire (1).

Mais pareille opinion ne nous paraît point devoir être adoptée. L'argument tiré de l'article 687, excellent pour la période antérieure à l'adjudication, perd toute sa valeur l'adjudication une fois faite, car l'article précité ne s'occupe justement que de l'époque antérieure à l'adjudication. L'article 687 doit donc être écarté du débat et on se trouve, pour résoudre la question, purement et simplement en présence des principes généraux en matière de nullité.

(1) Bioche, n° 263. — Paris 12 février 1878 (Sir. 79, 1, 445. — D. P. 79, 1, 312).

Que disent ces principes généraux ? C'est qu'une nullité peut être invoquée par tous les intéressés sauf par ceux auxquels reconnaitre ce droit serait se mettre en contradiction avec le but de la loi. Or, que veut l'article 686 ? Empêcher le saisi d'arrêter les poursuites dirigées contre lui et permettre à ces poursuites de se continuer jusques et y compris l'adjudication, nonobstant ladite aliénation. En conséquence, en reconnaissant à l'adjudicataire le droit d'invoquer lui même la nullité, on ne fait que créer un moyen de plus d'arriver au but que s'est proposé l'article 686. D'ailleurs, qu'arriverait-il si l'on refusait ce droit à l'adjudicataire ? Ou bien il exercerait un recours en garantie pour cause d'éviction contre le saisissant, ou bien il agirait en restitution de son prix contre les créanciers inscrits entre lesquels ce prix aurait été distribué. Saisissant et créanciers inscrits ont donc tout intérêt, pour éviter ce recours, à ce que l'adjudicataire ait un moyen direct d'arriver à maintenir son adjudication. Il est donc dans l'esprit de l'article 686 que la nullité qu'il prononce puisse être invoquée par l'adjudicataire, tout aussi bien que par le poursuivant et par les créanciers inscrits (1).

(1) En ce sens : Boitard Colmet d'Aage et Glasson, t. II, n° 930 ; Garsonnet, t. IV, n° 664 ; Jacob, t. I, p. 63 ; Aubry et Rau, t. IV,

III. — Saisi et acquéreur.

En édictant la nullité de l'aliénation consentie postérieurement à la transcription de la saisie, le législateur s'est proposé d'assurer, dans un intérêt de crédit général, la réalisation du gage des créanciers tel qu'il existait au moment où ceux-ci l'avaient placé sous la main de la justice. Cette considération qui nous est déjà très familière, explique le caractère spécial de la restriction apportée au droit d'aliénation du saisi. Par la transcription de la saisie, l'immeuble n'est certainement pas mis hors du commerce, frappé d'indisponibilité ; cette formalité a simplement pour effet de rendre le saisi incapable d'aliéner, uniquement à l'égard des créanciers. Réserve faite du droit reconnu à ces derniers de méconnaître une aliénation qui ferait obstacle à la réalisation de leur gage, le saisi, demeuré propriétaire de l'immeuble saisi, est à même de tirer de son droit de propriété tous les effets qu'il comporte pour l'administration générale de sa fortune.

On comprend dès lors que le saisi ne puisse se pré-

§§ 351 et 355 ; Demolombe, t. XXXI, n° 306 ; Guillouard, *Vente*, t. I, n° 176.

valoir de la nullité de l'aliénation par lui consentie postérieurement à la transcription de la saisie. Voici par exemple un débiteur saisi qui sait de façon certaine qu'il pourra dans un avenir très rapproché arrêter les poursuites dirigées contre lui : une succession importante s'est ouverte ou va s'ouvrir à son profit et, en attendant la liquidation, il est occupé à négocier un emprunt qui est sur le point de lui être consenti. Sur ces entrefaites se présente à lui une bonne occasion de vendre l'immeuble saisi. Le saisi agit avec la plus grande loyauté : il fait connaître à son futur acquéreur les conditions particulières dans lesquelles il se trouve, ne lui cache rien de la situation juridique de l'immeuble ; l'acquéreur consent. Puis les poursuites sont arrêtées comme les parties l'avaient prévu. Dans cette situation il est évident que, si plus tard le saisi revenant sur ses intentions premières concevait l'espoir de faire annuler la vente, qu'il ne juge plus aussi favorable à ses intérêts qu'autrefois, il ne pourrait pas opposer à son acquéreur la nullité de l'article 686. Il serait repoussé par l'exception de garantie : *Quem de evictione tenet actio, eumdem agentem repellit exceptio* (1).

(1) Bioche, n° 163, Carré et Chauveau, t. V, quest. 2294 ; Req. 4 janvier 1882 (D. P. 83, 1. 200 ; Sirey, 82, 1. 268) ; Bordeaux, 27 avril 1885 (D. P. 86, 2, 263).

De même l'acquéreur de l'immeuble ne pourrait éluder les obligations que son contrat met à sa charge, prétendre qu'il a passé un acte nul en tant qu'intervenu postérieurement à la transcription de la saisie. La loi, en effet, en édictant ses dispositions, n'a eu nullement en vue les intérêts de l'acquéreur. Celui-ci ne saurait se dégager après coup d'un contrat par cela seul qu'il le juge défavorable à ses intérêts (1). Du reste, si par des manœuvres frauduleuses le saisi son vendeur était parvenu à lui dissimuler la transcription de la saisie exercée sur l'immeuble vendu, l'acquéreur pourrait poursuivre l'annulation de l'aliénation à lui consentie, en s'appuyant sur les principes généraux des obligations, en invoquant le dol pratiqué à son égard.

(1) Boitard, Colmet d'Aage et Glasson, t. II, nº 930; Garsonnet, t. IV, nº 664; Rodière, t. II, p. 300; Rousseau et Laisney, t. VIII, Vº Vente judiciaire d'immeubles. Req., 5 décembre 1827; Paris, 9 décembre 1833 (Sir 34, 2, 191); Cass., 2 juillet 1872 (D. P. 72, 1. 327); Alger, 7 mars 1894 (Sir. 95, 2. 134).

CHAPITRE IV

Des pouvoirs du juge relativement à la nullité de l'article 686, C. proc. civ.

Supposons donc une aliénation consentie par le saisi pendant la procédure d'expropriation après la transcription du procès-verbal. Quels vont être les pouvoirs du juge en présence de cette aliénation ?

La première question qui se pose est celle de savoir comment il peut se faire qu'une nullité agissant de plein droit comme celle de l'article 686, puisse être portée devant les tribunaux. La chose n'a cependant en soi rien d'impossible et ce serait une erreur de croire que les juges ne puissent jamais en être saisis. Tout d'abord des contestations peuvent s'élever entre l'acquéreur et le saisissant sur la date de l'aliénation. La question présente un grand intérêt puisque l'aliénation consentie avant la transcription est valable, nulle après ; pareilles contestations ne peuvent être tranchées que par le tribunal. D'autre part, comme nous l'avons déjà fait remarquer, le saisissant et les créanciers inscrits ont le plus grand intérêt à obtenir avant l'adjudication un jugement prononçant la nullité de l'aliénation. Sinon n'est-il pas à redouter que la crainte d'un procès toujours ennuyeux malgré la certitude de triompher n'écarte les acquéreurs et ne nuise aux enchères? Les tribunaux peuvent donc être appelés à se prononcer sur la nullité. Lorsque pareil litige sera soumis au juge, sa tâche ne comportera pas grande difficulté. La nullité de l'article 686 du Code de procédure civile agit en effet *de droit*, d'une façon automatique pour ainsi dire. Le tribunal n'a pas à la prononcer, il se borne à la constater; elle existait déjà avant sa sentence. Par suite, aucune circonstance de fait, aucun élément d'appréciation ne sauraient faire échec aux dispositions de la loi. Le juge doit se borner à un simple rapprochement de dates : il recherchera si l'aliénation est antérieure ou postérieure à la transcription de la saisie. Est-elle postérieure, il constatera la nullité sans pouvoir l'écarter par aucune considération de droit ou d'équité. C'est un système analogue à celui qui est institué par l'article 502 du Code civil en ce qui concerne les actes de l'interdit judiciaire (1).

(1) Boitard, Colmet d'Aage et Glasson, t. II, nº 930.

Il ne faudrait pas cependant faire dire à l'article 686 plus que ne comportent ses dispositions. Certes la nullité qu'il prononce va de droit, mais ce n'est point à dire que cette nullité soit pour cela d'ordre public et qu'elle puisse notamment être prononcée d'office par le juge, alors qu'aucune des parties intéressées n'a songé à s'en prévaloir. Comme nous avons eu le soin de le faire remarquer, en y insistant, la défense faite au saisi d'aliéner son immeuble après la transcription, est édictée purement et simplement pour l'empêcher de faire obstacle à la réalisation du gage de ses créanciers. Or, on ne saurait considérer cette mesure comme intéressant directement l'ordre public ; elle apparaît bien plutôt comme destinée à protéger un intérêt privé : celui des créanciers. Le juge n'a donc pas à veiller à ce que la prohibition faite au saisi soit respectée par ce dernier ; par suite, il ne peut point prononcer d'office la nullité établie par l'article 686 du Code de Procédure civile.

Le ministère public lui-même ne saurait provoquer ce moyen, sauf peut-être dans les cas où il représenterait des incapables ; mais, dans ces cas, c'est en qualité de représentant d'intérêts privés qu'il agirait.

CHAPITRE V

Du moyen qu'a l'acquéreur d'échapper à la nullité de l'article 686 du Code de procédure civile.

Si l'aliénation consentie par le saisi après la transcription est nulle aux termes de l'article 686 du Code de procédure civile, toutefois le législateur a permis à l'acquéreur de la valider en consignant à la Caisse des dépôts et consignations une somme d'argent suffisante pour désintéresser les créanciers inscrits et le saisissant. C'est ce que décide l'article 687 du Code de procédure civile ainsi conçu : « Néanmoins, l'aliénation ainsi faite aura son exécution si, avant le jour fixé pour l'adjudication, l'acquéreur consigne une somme suffisante pour acquitter en principal, intérêts et frais, ce qui est dû aux créanciers inscrits ainsi qu'au saisissant et s'il leur signifie l'acte de consignation. » La prohibition de l'article 686, en effet, n'a été édictée qu'en faveur des créanciers qui sont liés à la procédure d'expropriation, pour empêcher le débiteur de compromettre la réalisation de leur gage par eux entreprise. Si l'acquéreur consent à désintéresser ces créanciers, pourquoi s'opposer désormais à la validité de l'aliénation? Le motif de la nullité établie par l'article 686 n'existe plus, puisque tous ceux qui avaient un droit acquis à la continuation des poursuites sont désintéressés.

La rédaction de cet article a donné lieu en 1841 à de longues et vives discussions par suite des divergences qui existaient entre les divers membres de la Chambre des Députés relativement au caractère et aux effets qu'il convenait d'attacher à la consignation. Deux opinions principales étaient en présence. D'après les uns, la somme consignée devait représenter le prix de l'immeuble vendu; ils soutenaient qu'elle devait être distribuée entre tous les ayants droit, conformément au droit commun, par la voie de l'ordre. Dans cette opinion, l'article 687 n'aurait eu pour but que de déterminer la quotité de la somme à consigner pour que l'aliénation pût être validée, mais nullement de modifier le mode de distribution des deniers consignés qui aurait toujours dû se faire suivant les règles du droit commun, par une procédure d'ordre (1). D'autres, au contraire, et c'était l'avis de la commission, soutenaient que la somme consignée ne devait pas représenter le prix de l'immeuble vendu, mais le prix de la renonciation aux poursuites des personnes qui s'y trouvent liées; l'exécution, pour ainsi dire, d'un contrat tacitement formé entre l'acquéreur et les créanciers connus, par lequel ces derniers donnent leur consentement à la vente, en échange de la consignation de ce qui leur est dû. Dans cette opinion, la consignation constituait un véritable paiement, au profit des créanciers liés à la saisie et devait en conséquence leur être définitivement attribuée, à l'exclusion de tous autres créanciers (2). C'est ce dernier système qui a prévalu, ainsi qu'il résulte du rejet de tous les amendements proposés en faveur de la solution contraire.

Pour valider son acquisition l'acquéreur doit d'abord consigner :

1° Ce qui est dû aux créanciers déjà inscrits. Ici se

(1) Un amendement fut déposé en ce sens par MM. Dalloz et Vavin, auquel se rallia M. Lherbette, dans la séance de la Chambre des Députés du 8 janvier 1841.

(2) V. la discussion à la Chambre des Députés, le 8 janvier 1841 (*Moniteur* des 9 et 11 janvier).

présente une difficulté quand on rapproche l'article 687 du Code de procédure civile, de l'article 693 du même Code. En effet, aux termes de ce dernier article les créanciers inscrits ne sont liés à la saisie que du jour de la mention, faite au bureau des hypothèques en marge de la transcription de la saisie, des sommations qui ont dû leur être adressées dans les huit jours qui suivent le dépôt au greffe du cahier des charges pour les mettre à même de prendre communication de ce cahier et des clauses et conventions qui y sont contenues. « Du jour de cette mention, dit l'article 693, la saisie ne pourra plus être rayée que du consentement des créanciers inscrits ou en vertu de jugements rendus contre eux. » C'est donc que jusqu'à l'accomplissement de cette formalité, le poursuivant est le seul maître de la saisie, qu'il peut, sans avoir besoin du consentement des créanciers inscrits, en donner main levée et valider ainsi l'aliénation qui aurait été consentie postérieurement à la trancription. Comment concilier ce texte avec l'article 687 déclarant que, pour que cette aliénation soit validée, il est nécessaire de désintéresser les créanciers inscrits sans distinguer suivant que les mentions précitées ont été opérées ou non? Il faut reconnaître qu'il existe entre ces deux dispositions un manque d'harmonie. Sans doute il résulte de l'article 687 que l'acquéreur qui voudra valider son aliénation doit en principe désintéresser tous les créanciers inscrits, mention opérée ou non de la sommation faite à chacun d'eux de prendre communication du cahier des charges ; mais ce n'est là, croyons-nous, qu'un principe purement platonique car il est certain que, tant que les mentions de l'article 693 n'auront pas été faites, l'acquéreur aura un moyen bien facile d'éluder l'article 687, ce sera de payer le saisissant et d'obtenir ainsi la main levée et la radiation de la saisie (1).

Les créanciers inscrits pourraient cependant éviter cette conséquence de l'article 693 en intervenant dans la procédure ; cette intervention équivaudrait, au point de vue de la main levée, à la mention de l'article 693 et le saisissant ne pourrait plus donner cette main levée, sans le consentement des créanciers intervenants (2). Remarquons en outre que les créanciers inscrits ne pourraient intervenir utilement qu'autant que la consignation n'aurait point encore été faite, car à partir de la consignation l'acquéreur aurait un droit acquis à la main levée (3).

En deuxième lieu, ce qui est dû au créancier saisissant. L'article 693 Code procédure civile ancien n'obligeait l'acquéreur pour valider son aliénation qu'à désintéresser les créanciers inscrits ; toutefois il était

(1) Grenoble, 1er février 1868 (D. P. 68, 2, 242).

(2) Garsonnet, t. IV, n° 665.

(3) Garsonnet, *loc. cit.*

généralement admis même sous l'empire de ces dispositions anciennes, que le saisissant même simple créancier chirographaire pouvait méconnaître l'aliénation et continuer les poursuites tant qu'il n'était point désintéressé. La législation du 2 juin 1841 a consacré formellement cette solution en ajoutant sous l'article 687 Code procédure civile, ces mots : « ainsi qu'au saisissant ». C'est d'ailleurs justice. Le saisissant créancier chirographaire a excercé son droït de saisie, a entrepris la réalisation de son gage et doit y parvenir. C'est précisément pour lui permettre d'atteindre ce but que la loi a déclaré nulle à son égard l'aliénation consentie postérieurement à la transcription de sa saisie et il est évident que cette nullité doit subsister tant qu'elle n'a point produit l'effet désiré par la loi, la réalisation du gage du saisissant.

Mais que décider au cas où il y aurait plusieurs saisissants : l'acquéreur serait-il obligé, pour valider son aliénation, de consigner le montant de la créance d'un second saisissant chirographaire dont la saisie n'aurait pas été transcrite à cause de l'existence de la première? Bien que l'article 687 Code procédure civile ne parle que du saisissant, il faut admettre que l'acquéreur doit désintéresser tous les saisissants, au cas où plusieurs saisies successives auraient été pratiquées. Le créancier chirographaire qui a pratiqué une saisie sur les biens de son débiteur et qui a apporté sa saisie à la transcription a fait tout ce qu'il lui était possible de faire pour réaliser son gage ; sa saisie n'a pas été transcrite parce qu'elle ne pouvait pas l'être à raison de l'existence de la première, mais il est juste de considérer ce saisissant comme lié à la poursuite. Si la loi a défendu de transcrire la seconde saisie, ce ne peut être que parce qu'elle a considéré le second saisissant comme représenté par le premier. A partir donc du moment où de nouvelles saisies ont été présentées à la transcription, le premier saisissant ne peut plus être considéré comme le maître absolu des poursuites ; s'il conserve le droit exclusif de continuer la procédure d'expropriation forcée, il devient néanmoins le mandataire des saisissants postérieurs et, dès lors, il n'a plus le droit de donner main levée de la saisie sans le consentement de ses mandants. Telle paraît bien avoir été au surplus l'intention du législateur, car la commission avait fait connaître son opinion en ce sens, et son système général fut adopté par la Chambre des Députés (1). L'acquéreur devra donc désintéresser le saisissant postérieur lorsque l'aliénation à lui consentie se trouvera postérieure au moment où le saisissant postérieur a porté sa saisie à la transcription.

On objecte qu'il faut bien laisser le premier saisissant, maître d'anéantir la poursuite, puisque les saisissants postérieurs n'ont aucun moyen de faire reconnaître

(1) V. le rapport de M. Pascalis à la Chambre des Députés, le 7 janvier 1841 (*Moniteur* du 8 janvier).

leurs droits. Lorsque, en effet, une seconde saisie est présentée à la transcription, le conservateur constate seulement son refus de transcrire en marge de cette saisie, mais il n'en fait aucune mention sur ses registres ; pas plus que le conservateur, le premier saisissant n'est prévenu de l'existence de cette deuxième saisie. Dès lors, dit-on, lorsque ce premier saisissant aura été désintéressé, rien ne s'opposera à ce qu'il donne mainlevée de la saisie (nous supposons pour l'instant qu'il n'y a pas de créanciers hypothécaires) ; et, d'autre part, le conservateur, auquel rien ne révèle l'existence d'une seconde saisie ne pourra refuser d'opérer la radiation, lorsqu'on lui présentera cette main levée.

L'objection n'est pas irréfutable et l'on peut faire remarquer que le second saisissant a un moyen bien facile de suppléer dans ce cas à l'insuffisance de la loi ; il n'a qu'à dénoncer sa saisie au premier saisissant et au conservateur, avec défense, au premier de donner main levée, et au second d'opérer la radiation sans son consentement. Bien que ce procédé n'ait pas été indiqué par le législateur, il n'a certainement rien de contraire à la loi et il paraît efficace pour sauvegarder les droits des saisissants postérieurs. Il est certain en effet que le conservateur ne consentira jamais à opérer la radiation de la saisie avant d'avoir fait statuer sur l'opposition qui lui aura été ainsi notifiée; et d'autre part, il est à espérer que les tribunaux qui seront saisis de la question admettront difficilement que l'entente du poursuivant et du débiteur puisse ainsi causer préjudice à des créanciers diligents qui ont fait tout ce que la loi leur permet de faire pour sauvegarder leurs droits. L'article 680 Code procédure civile au surplus vient à l'appui de cette opinion : en ordonnant au conservateur d'indiquer en marge de la deuxième saisie, avec son refus de transcrire, les noms demeure et profession du premier saisissant, le nom de son avoué et le tribunal devant lequel la saisie est portée, il semble que la loi ait eu précisément en vue de permettre au saisissant postérieur d'agir pour la conservation de ses droits.

Nous concluons donc, avec la grande majorité des auteurs, quant à l'application des articles 686 et 687 du Code de procédure civile, que les saisissants postérieurs, à partir du moment où ils ont apporté leur procès-verbal de saisie à la transcription, doivent être placés sur la même ligne que le poursuivant, et que par suite l'acquéreur devra les désintéresser pour valider l'aliénation à lui consentie postérieurement à ce moment (1).

Saisissants et créanciers inscrits, telles sont les seu-

(1) Dalloz Rep. nº 844 ; Garsonnet, t IV, nºs 665 et 733 ; Carré et Chauveau, t. V, nºs 2,294 et 2,303 ; Douai, 28 février 1889 (D. P. 90, 2, 155).

les personnes que l'acquéreur doive désintéresser pour valider son aliénation. Il n'a point à désintéresser les créanciers hypothécaires non inscrits, soit que ces créanciers soient astreints à publier leur hypothèque, soit même qu'il soient dispensés d'inscription (1).

Les créanciers chirographaires non saisissants n'ont également aucun droit au montant de la consignation et ne seraient pas fondés à soutenir qu'ils doivent concourir avec le saisissant sur la partie de la somme consignée qui représente sa créance. Leur prétention ne serait admissible que si la somme consignée était un prix de vente ; or, on sait qu'il n'en est rien, qu'elle ne représente

(1) MM. Tarrible, p. 658 et Persil, 2, p. 529, ont cependant soutenu que l'acquéreur devait désintéresser les créanciers ayant hypothèque légale indépendante de l'inscription. Selon ces auteurs il ne fallait pas s'attacher aux termes mêmes de l'article 693 (ancien art. 693), mais bien consulter les principes qui régissent les hypothèques légales : le créancier auquel la loi accorde une hypothèque non soumise à l'inscription est censé inscrit puisqu'il a le droit d'être colloqué à la date de son hypothèque sans avoir égard à celle de l'inscription (art. 2135 C. civ.). Mais cette opinion était généralement repoussée sous l'empire du Code de proc. de 1807 et elle doit l'être également depuis la réforme du 2 juin 1841. Comment, en effet, exiger la consignation de créances dont l'existence n'a pas été révélée par une inscription ? V. dans ce sens, Carré et Chauveau quest. 2335 ; Bioche, n° 277 ; Rodière, t. II, p. 304 ; Boitard, Colmet d'Aage et Glasson, n° 944.

que le prix de la renonciation à des poursuites auxquelles ces créanciers chirographaires n'étaient point liés. Aussi le rapporteur à la Chambre des députés a-t-il expressément déclaré que la somme à consigner devait être acquise au saisissant et ne pouvait être l'objet d'une discussion au marc le franc entre les divers créanciers non hypothécaires qui pourraient se présenter (1).

La validation accomplie au profit de l'acquéreur par la consignation des sommes dues aux créanciers inscrits et au saisissant conduit à des résultats de nature à surprendre, car ils paraissent à première vue en contradiction avec les principes généraux de la matière hypothécaire. En premier lieu, en effet, c'est un principe de cette matière que les sommes provenant de l'aliénation forcée ou volontaire d'un immeuble doivent être distribuées entre les divers créanciers conformément aux règles de la préférence ; et voici ce que nous constatons à la suite de la consignation : des créanciers hypothécaires et même simplement chirographaires (saisissants chirographaires), qui sont désintéressés intégralement alors que des créanciers dont le rang leur est préférable ne le sont point encore, notam-

(1) Séance du 7 janvier 1841 (*Moniteur* du 8 janvier).

ment créanciers à hypothèque légale non inscrits mais dispensés d'inscription, créanciers privilégiés ou hypothécaires non inscrits, mais dont l'inscription peut être encore utilement prise. En second lieu, c'est aussi une règle générale que la qualité de saisissant ne donne au créancier aucune espèce de privilége à l'encontre des autres créanciers : hypothécaire, il viendra dans l'ordre au rang qui est assigné à son hypothèque, chirographaire, il subira la loi du concours. Et ici également que constatons-nous une fois la consignation accomplie? Un créancier hypothécaire, non inscrit, mais saisissant, désintéressé, alors qu'un autre créancier hypothécaire qui peut encore après la consignation s'inscrire utilement et s'assurer ainsi un rang préférable, attend encore son paiement; un saisissant créancier chirographaire payé intégralement, sans subir la loi du concours.

Mais il n'y a là que dérogation apparente aux principes de la matière hypothécaire. En effet, répétons-le, la somme qui se trouve consignée et attribuée d'une façon définitive et exclusive aux créanciers inscrits et aux saisissants ne représente pas le prix de vente de l'immeuble mais seulement le prix exigé par chacun de ces créanciers pour renoncer aux poursuites. Ces dernières une fois arrêtées par la consignation, l'acquéreur se trouve vis-à-vis des créanciers autres que ceux qu'il vient de désintéresser exactement dans la situation de l'acquéreur d'un immeuble à la suite d'une vente volontaire. C'est dire qu'il n'a acquis l'immeuble qu'avec toutes les charges hypothécaires qui le grèvent, sauf bien entendu celles qui appartenaient aux créanciers désintéressés, et que s'il désire l'en affranchir il doit avoir recours à la purge. S'il ne veut point rester sous la menace d'une saisie, à lui de purger soit les hypothèques légales de la femme ou du mineur suivant les formes prescrites par les articles 2193 et suivants du Code civil, soit les privilèges qui seraient inscrits dans les délais fixés par l'article 6 de la loi du 23 mars 1855, soit enfin les hypothèques non inscrites au moment de la consignation mais dont l'inscription a pu être prise utilement après cette époque. Or, on sait que c'est le prix qui seul constitue l'objet du droit de préférence, c'est-à-dire l'objet sur lequel il y a lieu de recourir à la procédure spéciale de l'ordre, afin de régler entre eux les divers droits des créanciers préférables. Ce n'est que dans des cas exceptionnels prévus expressément par le législateur, notamment dans ceux indiqués par la loi du 19 février 1889, que l'ordre peut s'ouvrir sur une somme d'argent qui, en réalité, est autre chose que le prix de l'immeuble. Ici, l'on se trouve en présence d'une somme qui, comme nous venons de le dire, n'est que le prix, à forfait, de l'abandon des poursuites ; il n'y a donc pas lieu à distribution par la voie de l'ordre sur elle, point lieu par suite d'appliquer les règles relatives aux privilèges et hypothèques. Tout se passe d'une façon essentiellement conventionnelle entre le saisi et les créanciers ; la loi qu'il faut appliquer, ici, ce n'est point la loi des hypothèques, c'est celle de la convention.

On voit, de suite, combien en fait est défavorable la situation de l'acheteur qui n'a pas hésité à recourir aux dispositions de l'article 687, pour valider son aliénation. En effet, envisageons les différentes hypothèses qui peuvent se présenter. L'acquéreur, avons-nous dit, ne peut échapper aux poursuites des créanciers ayant des droits sur l'immeuble qu'il n'a pas désintéressés qu'au moyen de la procédure de la purge. Il va offrir à ces créanciers le prix qui lui a servi à acquérir l'immeuble ; n'oublions pas qu'en sus de ce prix il a versé une certaine somme pour obtenir l'abandon des poursuites. Si les créanciers non désintéréssés se contentent du prix qui leur est offert, la situation n'est pas encore trop dure pour l'acquéreur. Mais qu'on suppose une surenchère formée par l'un des créanciers, l'immeuble va être remis en vente, et notre acquéreur, s'il veut le conserver, sera encore obligé de verser une troisième somme, son acquisition lui reviendra peut-être cher de ce chef. Bien plus, il peut se faire qu'il ne puisse suivre les enchères, que l'immeuble soit adjugé à un autre. Dans ce cas, il aura dépensé en pure perte son argent et son temps.

Il est vrai qu'aux termes de l'article 1251 Code civil, cet acquéreur se trouve, par le fait de sa consignation, légalement subrogé aux droits des créanciers hypothécaires qu'il a désintéressés ; cette subrogation lui offre certaines garanties et pourra bien parfois lui permettre de recouvrer dans l'ordre ouvert sur son prix de vente ou d'adjudication une partie de la somme qu'il aura consignée ; mais elle ne le met pas cependant à l'abri de tout danger. D'une part, en effet, quand le saisissant ne sera que chirographaire, la subrogation ne procurera à l'acquéreur qu'un avantage très faible, en lui assurant le bénéfice du gage ou du cautionnement qui pourrait garantir la créance de ce saisissant ; d'autre part, même quand les créanciers qu'il aura désintéressés sont tous des créanciers hypothécaires, il se peut très bien que, dans l'ordre ouvert sur le prix de vente ou d'adjudication, ces créanciers aux droits desquels l'acquéreur se trouve subrogé, soient primés par des créanciers privilégiés ou à hypothèques légales dispensées d'inscription, et alors la subrogation ne sera d'aucun secours pour cet acquéreur qui perdra ainsi le montant de sa consignation ; il ne conservera alors qu'un recours contre le saisi, mais il est évident que ce recours sera la plupart du temps illusoire, à raison de l'état d'insolvabilité de ce dernier. En somme, la consignation nous apparaît comme une hypothèse peu pratique. Elle ne peut guère s'expliquer que par des circonstances de fait assez particulières ; il faut supposer, par exemple, qu'une personne unie au saisi par des liens puissants d'amitié ou de parenté désire à tout prix éviter la tache qu'imprime toujours l'expropriation forcée, ou encore conserver cet immeuble dans la famille du saisi à raison des souvenirs qui s'y rattachent. D'ailleurs, en sa qualité d'ami ou de parent on peut penser qu'il connaît la situation du saisi, qu'il n'ignore aucune des hypothèques, même non inscrites qui grèvent l'immeuble et que, par conséquent, il n'a pas à redouter de voir surgir après la vente de nouvelles charges grevant l'immeuble.

C'est le montant des créances inscrites lors de la consignation que l'acquéreur est tenu de déposer à la Caisse des dépôts et consignations; dès lors, si des créanciers se sont fait inscrire entre le jour de l'aliénation et celui de la consignation, l'acquéreur devra consigner le montant de leurs créances; la vente consentie après la transcription de la saisie est en effet nulle de plein droit *ab initio,* et ne peut produire aucun effet tant que les créanciers inscrits n'auront pas été désintéressés. Or, écarter de la consignation le montant des créances inscrites depuis la vente, ce serait faire produire un effet à cette vente, alors qu'elle est encore sous le coup de cette nullité. En revanche, si certains créanciers inscrits lors de l'aliénation n'ont pas renouvelé leurs inscriptions et que celles ci se trouvent périmées au jour de la consignation, l'acquéreur n'aura pas à consigner ce qui est dû à ces créanciers. La procédure de saisie immobilière ne dispense pas en effet les créanciers hypothécaires de renouveler leurs inscriptions; s'ils les laissent périmer ils ne doivent plus être traités comme des créanciers inscrits; l'acquéreur sera d'ailleurs censé ne pas les connaître puisque leurs inscriptions ne figureront pas sur l'état qui lui sera délivré lors de la consignation (1).

On pourrait conclure des expressions employées par l'article 687 du Code de procédure civile que l'acquéreur doit consigner au plus tard la veille de l'adjudication (2). Néanmoins, il est admis généralement qu'il

(1) Carré et Chauveau, t. V, quest. 2305 *bis*.

(2) Persil, nº 167. — Selon cet auteur, s'il était permis de consigner au dernier moment, il faudrait, contrairement au vœu de l'article 689, accorder un délai aux créanciers inscrits et aux saisissants pour examiner la régularité de la consignation. La loi veut qu'au jour fixé, on n'ait plus à s'occuper que de l'adjudication.

suffit pour empêcher l'adjudication de justifier que la consignation et la signification qui doit être faite, ont eu lieu avant l'ouverture des enchères (1). La signification de l'acte de consignation pourra donc être faite tant que les enchères ne seront pas ouvertes ; mais les offres réelles que ferait l'acquéreur au moment de l'adjudication ne sauraient tenir lieu de consignation (2). Toutefois si le saisissant et tous les créanciers inscrits approuvaient la vente et acceptaient les offres faites par l acquéreur, cette approbation et cette acceptation équivaudraient à consignation et suffiraient pour valider l'aliénation (3).

Nous admettons également que la consignation peut être faite même après l'adjudication dans le cas où il y a nouvelle mise en vente par suite de surenchère ou de folle enchère (4).

L'article 689 du Code de procédure civile refuse à l'acquéreur tout délai pour effectuer sa consignation. Sans cette disposition, les adjudications sur saisie immobilière auraient presque toujours été entravées par

(1) Bioche, n° 271 ; Cass., 18 février 1840 (Sir., 40, 1, 357) ; Pigeau, 2, 247 ; Carré, n° 2326.

(2) Paris, 7 août 1811 ; Cass., 18 février 1840 (art. 1727. J. Pr.).

(3) Bordeaux, 28 janvier 1826 (Sir., 26, 2, 246).

(4) Bioche, n° 269 ; Carré, n° 2326 ; Lepage, 442 ; Demiau, 451.

des promesses de consignation, ce qui eût entraîné des retards nuisibles aux intérêts des créanciers.

Si les deniers nécessaires pour faire la consignation ont été empruntés, l'article 688 du Code de procédure civile décide que les prêteurs n'auront d'hypothèque que postérieurement aux créanciers inscrits lors de l'aliénation. Cette disposition était inutile; en effet, les créanciers inscrits antérieurement à l'aliénation ayant été désintéressés par les deniers consignés, on ne voit pas comment il pourrait y avoir conflit entre eux et les prêteurs subrogés.

CHAPITRE VI

Des cas dans lesquels la nullité cesse d'être applicable.

Les deux causes principales d'extinction de la restriction apportée au droit d'aliénation du saisi par la transcription du procès-verbal d'expropriation sont : 1° la main levée de la saisie ; 2° la déchéance prononcée par la loi du 2 juin 1881.

§ 1er. — *Main levée.*

La main levée consiste dans la cessation des poursuites consentie amiablement par le saisissant soit qu'il ait été désintéressé, soit que pour une autre raison il renonce à continuer les poursuites. A la suite de cette main levée, la saisie sera radiée, c'est-à-dire que le conservateur mentionnera en marge de l'acte de transcription la radiation de la saisie. Cette main levée aura pour effet de rendre au saisi la libre et entière disposition de son immeuble, de faire disparaître la restriction apportée à son droit d'aliénation. Mais, ce principe étant posé il convient d'examiner quels créanciers exactement le saisi devra désintéresser pour obtenir une main levée définitive de la procédure engagée contre lui. Ces créanciers ne sont pas les mêmes à tous les instants de la saisie. La base de la distinction à établir se trouve dans la mention, opérée en marge de la transcription de la saisie, de la sommation faite conformément à l'article 692 du Code de procédure civile, au créancier privilégié ou hypothécaire inscrit de prendre communication du cahier des charges déposé au greffe. Avant cette mention le poursuivant seul se trouve lié à la procédure et c'est lui seul (sous réserve des droits des saisissants postérieurs que nous examinerons tout à l'heure) que le saisi doit désintéresser. Du jour où la sommation faite au créancier privilégié ou hypothécaire inscrit a été mentionnée en marge du procès-verbal de saisie transcrit, la saisie ne peut plus être rayée que du consentement de ce créancier : « Du jour de cette mention, dit l'article 693, la saisie ne pourra plus être rayée que du consentement des créanciers inscrits ou en vertu de jugements rendus contre eux. » Il est vrai que l'article 687, se préoccupant de déterminer ceux des créanciers que l'acquéreur de l'immeuble saisi doit désintéresser pour valider son acquisition, oblige ce dernier à désintéresser tous les créanciers inscrits sans distinction de période et il semble dès lors résulter de ce texte que le créancier inscrit se trouve lié à la procédure, même avant la mention de la sommation à lui faite de consulter le cahier des charges. Comment concilier les dispositions des articles 693 et 687 ? La conciliation nous paraît aisée grâce à l'observation suivante. En écrivant l'article 687, le législateur était porté par la nature même des difficultés qu'il avait à trancher à se placer par hypothèse à la veille de l'adjudication, c'est-à-dire à un moment où étaient déjà loin les sommations faites aux créanciers inscrits. Il a raisonné en supposant ces créanciers déjà liés à la procédure, sans se préoccuper du moment précis où ce lien s'était formé à leur égard. En d'autres termes, nous croyons que le texte de principe, le seul auquel on doive se reporter pour trancher la difficulté présente est, non pas l'article 687 qui n'a pas pour but direct de la résoudre, mais l'article 693 écrit spécialement en vue de cette difficulté. En présence des termes formels de l'article 693, l'on ne peut douter que le saisi ne doive se préoccuper de désintéresser les créanciers inscrits qu'à partir du moment où la mention précitée a été opérée.

Cette distinction de période n'a aucune valeur à l'égard des saisissants postérieurs. Un second saisissant en effet peut pratiquer sa saisie à une époque quelconque de la procédure, aussi bien avant qu'après les notifications, pourvu que l'adjudication n'ait pas eu lieu. C'est à partir de l'instant où, ayant apporté sa saisie à la transcription, le second saisissant a essuyé le refus du conservateur qu'il se trouve lié à la procédure. Nous avons déjà précédemment établi ce point. C'est donc à partir de ce moment, qu'il soit antérieur ou postérieur aux notifications que le saisi devra désintéresser les saisissants postérieurs, sinon ceux-ci pourraient en se faisant subroger poursuivre la saisie conformément à l'article 724 du Code de procédure civile.

§ 2. — *Déchéance établie par la loi de 1881.*

Il arrive parfois que la procédure de saisie immobilière reste en suspens et que l'adjudication n'est pas poursuivie; il en est ainsi, par exemple, lorsque, le créancier poursuivant ayant été désintéressé, les autres créanciers, qui sont munis d'une hypothèque, abandonnent la saisie parce que la valeur de l'immeuble leur paraît garantir suffisamment le capital et les intérêts de leur créance et qu'ils tiennent à conserver un bon placement. Antérieurement à la loi du 2 juin 1881, le saisi contre qui les poursuites étaient tenues en suspens, se trouvait placé dans une situation de droit très pénible. A cette époque en effet, les effets de la saisie transcrite mais non radiée n'avaient point reçu de limite dans le temps, et notamment l'incapacité du saisi de disposer librement de son immeuble durait jusqu'à ce qu'il eût formé et fait réussir une demande en main levée. Or obtenir mainlevée c'est là chose relativement facile pour le saisi tant qu'il ne se trouve qu'en face du poursuivant; mais, après la sommation faite aux créanciers inscrits de prendre communication du cahier des charges et la mention de cette sommation en marge de la transcription, et si un assez long temps s'est déjà écoulé depuis la transcription, il pourra devenir très difficile et parfois même impossible au saisi de parvenir à la radiation désirée : quelques-uns des créanciers ont disparu, comment les retrouver? d'autres sont tombés en état de faillite ou de déconfiture, D'autres enfin sont décédés en laissant des héritiers mineurs; il faudra s'adresser à la justice pour obtenir la main levée et avant d'intenter l'action il y aura peut-être des successions à déclarer vacantes, des tuteurs et des curateurs à nommer; les dépenses seront parfois si considérables que le saisi devra renoncer à poursuivre la radiation. L'on voit dès lors quelle était la situation du saisi avant 1881. Comme il n'avait d'autre moyen de s'affranchir des effets de la saisie que d'en obtenir la radiation et que cette radiation pouvait lui être si difficile et parfois même impossible à obtenir, il pouvait être obligé à demeurer indéfiniment sous le coup des incapacités résultant pour lui de la saisie et notamment de celle de disposer librement de son immeuble; ainsi, s'il se trouvait dans la nécessité de vendre il ne pouvait guère recourir qu'à un acquéreur hasardeux qui n'achetait qu'à vil prix. La loi du 2 juin 1881 a eu pour objet de tirer le saisi de cette situation déplorable. Elle a décidé que la saisie immobilière transcrite cesse de plein droit de produire son effet, si dans les dix ans de la transcription il n'est pas intervenu une adjudication mentionnée en marge de cette transcription (art. 693 C. proc. civ.).

Lorsqu'un long temps s'est écoulé depuis la transcription de la saisie et que le poursuivant et autres créanciers liés à la saisie sont restés dans l'inaction, le législateur a présumé qu'ils ont été désintéressés ou tout au moins qu'ils ont tacitement renoncé à se prévaloir de l'indisponibilité relative édictée par l'article 686, Code procédure civile, et par suite tacitement restitué au saisi la libre disposition de son immeuble.

On a tout lieu de se louer de la modification introduite par la loi du 2 juin 1881. D'une part, en effet, la caducité de la saisie survenant après que dix ans se sont écoulés à partir de la transcription ne peut en rien blesser les intérêts des créanciers, car en admettant même que ces derniers n'aient point été désintéressés dans ce délai, ils ont dû conserver leur droit de créance et l'hypothèque qui pouvait la garantir et ils en seront quittes pour recommencer une nouvelle saisie quand bon leur semblera. Les frais de la première saisie ? Mais il n'est point permis de supposer qu'ils n'en aient point été payés dans un aussi long espace de temps et que, suivant les paroles de M. Gazagne dans son rapport au Sénat, l'avoué poursuivant, oublieux de ses intérêts, soit resté inactif sans exiger le montant de son rôle. Et d'autre part, il est de l'intérêt de la libre circulation des biens que le saisi recouvre la libre disposition de son immeuble aussitôt que les restrictions qui y avaient été apportées cessent d'être justifiées par le légitime exercice du droit de gage des créanciers. « Il ne faut pas, dit M. Gazagne, que par la négligence ou le mauvais vouloir des créanciers, un immeuble soit rendu indisponible d'une façon illimitée. Ce serait contraire à tous les principes généraux de notre législation qui, pour ne pas laisser les biens incertains a prohibé les substitutions, fixé à cinq années la faculté de rachat stipulée aux contrats de vente et limité au même délai les promesses d'indivision (1). »

La déchéance de la saisie édictée par la la loi du 2 juin 1881 s'opère de plein droit, sans qu'il soit nécessaire de la faire prononcer par le tribunal comme la péremption d'instance.

(1) Voir Sir., *Lois annotées de 1818*.

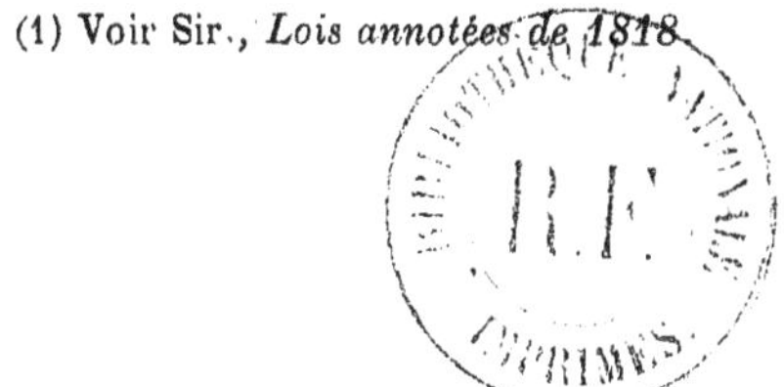

Le délai de dix ans, à l'expiration duquel la saisie devient caduque court de la transcription elle-même et non du dernier acte de procédure. Il faut remarquer en outre qu'il n'est point soumis aux règles générales en matière d'interruption de prescription, c'est-à-dire qu'il ne peut être interrompu par aucun acte de procédure et qu'il est opposable à tous les créanciers même aux incapables. Les explications fournies au cours des travaux préparatoires ne peuvent laisser aucun doute sur ce point.

Nous nous trouvons donc en présence d'une déchéance fatale uniquement subordonnée à l'expiration d'un laps de temps déterminé. A ce principe, la jurisprudence a cru cependant et avec raison apporter un tempérament ; elle a admis que la déchéance ne saurait être opposée aux créanciers lorsque le retard apporté à l'adjudication provient d'incidents de procédure soulevés de mauvaise foi par le saisi (1). La disposition de la loi du 2 juin 1881 est, en effet, fondée sur cette présomption que, si les créanciers sont demeurés inactifs pendant dix ans, c'est qu'ils ont été désintéressés ou tout au moins qu'ils ont renoncé aux poursuites ; elle suppose donc l'inactivité des créanciers et ne paraît point devoir être étendue à l'hypothèse où

(1) Montpellier, 30 janvier 1890 (Sir., 92, 2, 22).

ces créanciers loin de rester inactifs ont eu à se défendre contre des incidents abusifs soulevés par le saisi et par le moyen desquels celui-ci a pu prolonger la poursuite pendant une période qui dépasse les dix ans de la transcription.

Bien entendu, la déchéance de l'article 693 du Code de procédure civile ne fait perdre aux créanciers que le bénéfice de la saisie en cours. Leur droit n'est point atteint et ils pourront recommencer une nouvelle saisie sur nouveaux frais. Les dépens de la première saisie resteront à leur charge.

Deuxième Partie

Des droits réels constitués à partir de la transcription de la saisie

Deuxième Partie

Des droits réels constitués à partir de la transcription de la saisie

Quand l'article 686 du Code de procédure civile dispose que la partie civile ne peut, à compter du jour de la transcription, aliéner les immeubles saisis, que faut-il entendre par ces termes : « aliéner les immeubles saisis ? » En édictant cette prohibition, la loi a entendu, comme nous l'avons vu dans notre première partie, interdire au saisi de céder la propriété de son immeuble ; mais a-t-elle entendu aussi l'empêcher de grever cet immeuble de droits réels tels que usufruits, servitudes, emphythéoses, hypothèques ? La question ne comporte pas une réponse unique ; aussi examinerons-nous successivement ces divers droits, les solutions pouvant diverger.

En tout cas il est entendu que, lorsque nous arriverons à l'égard de l'un de ces droits à décider que le saisi ne peut plus le constituer après la transcription, toutes les règles et toutes les observations que nous avons proposées à l'égard de l'aliénation seront également applicables à la constitution de ce droit réel ; aussi bien en ce qui concerne les conditions requises pour pouvoir se prévaloir de la nullité, les pouvoirs du juge à son égard, etc..., que la faculté pour le titulaire du droit réel de consolider son acquisition au moyen de la consignation prévue par l'article 687 Code procédure civile.

§ Ier. — *Usufruit.*

Le saisi après la transcription de la saisie peut-il grever son immeuble d'un droit d'usufruit? La doctrine et la jurisprudence s'accordent à penser qne la loi en faisant prohibition au saisi d' « aliéner » a entendu lui interdire non seulement l'aliénation proprement dite, le transport de la pleine propriété, mais aussi la constitution d'usufruit, qui aurait pour conséquence de soustraire en partie le gage des créanciers saisissants, à l'action de la saisie. Ces derniers, en effet, ne pourraient continuer les poursuites que sur la nue-propriété ; quant à la partie de leur gage représentée par la jouissance de l'immeuble durant la vie de l'usufruitier, elle échapperait à leur procédure. Le saisissant créancier hypothécaire serait obligé pour en poursuivre la réalisation de diriger une nouvelle saisie contre l'acquéreur de l'usufruit ; et le saisissant chirographaire aurait perdu tout recours contre elle. On ne peut douter que le législateur qui s'est proposé en édictant la nullité de l'article 686 d'assurer la réalisation du gage des créanciers, dans son intégralité, n'ait entendu appliquer cette nullité aussi bien aux constitutions d'usufruit qu'aux aliénations de la pleine propriété (1).

Ce que nous admettons pour l'usufruit, nous l'admettons pour l'usage et l'habitation qui sont également des démembrements de la propriété, des usufruits restreints.

§ 2. — *Servitudes réelles.*

Le saisi peut-il après la transcription de la saisie grever ses immeubles de servitudes réelles? La question n'offre point d'intérêt pour le saisissant créancier hypothécaire qui se trouve inscrit lorsque la saisie est transcrite, car ce dernier puise dans les dispositions de la loi du 23 mars 1855 le droit de méconnaître toute servitude consentie postérieurement à l'inscription de

(1) Garsonnet, t. IV, nº 668; Bioche, nº 271; Rodière, t. II, p. 303; Boitard, Colmet d'Aage et Glasson, t. II, nº 930.

son hypothèque; mais la question se pose utilement pour le saisissant chirographaire qui ne jouit pas du même droit. M. Garsonnet accorde au saisi le droit de consentir des servitudes sur l'immeuble à l'encontre des saisissants chirographaires, et justifie son opinion de la façon suivante : « la constitution d'un droit d'usufruit rend la saisie impossible si le saisissant n'a pas d'hypothèque et oblige à la recommencer dans le cas contraire. La création d'une servitude n'a pas les mêmes conséquences; elle peut déprécier l'immeuble et le faire vendre pour un moins bon prix, mais elle ne porte aucune atteinte au droit de saisie (1) ». Mais cette opinion nous paraît devoir être repoussée et nous pensons avec la majorité des auteurs et la jurisprudence que le saisissant chirographaire pourrait invoquer la nullité de la servitude consentie par le saisi après la transcription. Ce n'est point, nous semble-t-il, dans la considération toute de pratique indiquée par M. Garsonnet qu'il convient de chercher la portée de la nullité établie par l'article 686 du Code de procédure civile. L'intention dominante du législateur en édictant cette nullité a été d'assurer au saisissant la réalisation de son gage intégral et pour atteindre ce but il a dû interdire au saisi tous les actes de nature à faire obstacle à cette réalisation, soit que ces actes puissent faire tomber la pro-

(1) Garsonnet, t. IV, n° 668.

cédure déjà accomplie, soit que, tout en permettant aux poursuites de continuer, ils déprécient l'immeuble et diminuent le prix d'adjudication (1).

§ 3. — *Emphytéose.*

On sait que, malgré la résistance d'une partie de la doctrine (2), la majorité des auteurs et la jurisprudence admettent aujourd'hui d'une façon irrévocable la réalité du droit de l'emphytéote (3). Cette opinion n'attend plus d'ailleurs que la consécration législative : un projet de loi soumis au Parlement (4) décide

(1) Rodière, t. II, p. 303; Paris, 5 avril 1864 (Sir., 65, 2, 100).

(2) V., notamment, Demolombe, IX, nº 489 et s ; Aubry et Rau, t. II, § 224 *bis*; Guillouard, *Louage*, t. I, nº 10.

(3) V., notamment, en faveur de la réalité du droit de l'emphytéote : Merlin, Quest., vº *Emphytéose*, sect. 5, nº 8; Favard de Langlade, vº *Hypothèques*, nº 2; Persil, *Régime hypothécaire sur l'article 2218*, nº 5; Pépin le Halleur, *Histoire de l'emphytéose*, p. 328 et suiv.; Demante et Colmet de Santerre, t. XI, nº 378 *bis*, IV, V, VI. — Cass., 1er avril 1840 (Sir., 40, 1, 433); 12 mars 1845 (Sir., 45, 1, 382); 6 mars 1850 (Sir , 50, 1, 210); 9 janvier 1854 (Sir., 54, 1, 531); 6 mars 1861 (Sir., 61, 1, 713); 4 août 1880 (Sir., 81, 1, 212); 15 juillet 1885 (*Gaz. Pal.*, 85, 2, 386); Amiens, 7 mai 1889 (*Gaz. Pal.*, 89, 1, 349); Alger, 2 janvier 1894 (*Rev. Al.*, 94, 123).

(4) Ce projet a été adopté par le Sénat, dans ses séances des 27 janvier et 28 février 1882; par la Chambre des députés, le

formellement que l'emphytéose confère au preneur un droit réel. « Le bail emphytéotique, dispose l'article premier de ce projet, confère au preneur un droit réel susceptible d'hypothèque; ce droit peut être cédé et saisi dans les formes de la saisie immobilière; il ne peut se prolonger par tacite reconduction. » L'emphytéose s'analyse donc aujourd'hui en un droit réel immobilier et nous avons dès lors à nous demander si la constitution de ce droit faite par le saisi sur l'immeuble saisi est ou non soumise à la nullité de l'article 686. L'affirmative ne peut faire aucun doute, car la constitution de l'emphytéose apporterait à la réalisation du gage des créanciers les obstacles que cette nullité est précisément destinée à combattre.

§ 4. — ***Hypothèques.***

Si la question de savoir si le saisi peut, après la transcription de la saisie, constituer des servitudes tant réelles que personnelles soulève peu de difficultés, il n'en est pas de même en ce qui touche l'hypothèque. L'hypothèque conférée par le saisi, précisément parce qu'elle ne peut être inscrite que très postérieurement,

18 mars 1899, avec une modification relative aux droits d'enregistrement; enfin, ainsi modifié, il a été présenté au Sénat le 24 mai 1899.

ne nuira pas aux créanciers hypothécaires antérieurs, inscrits ou dispensés d'inscription ; elle ne nuira pas davantage à l'adjudicataire et n'aura pas pour effet d'écarter les enchérisseurs, puisque l'adjudication purge toutes les hypothèques. Mais elle pourra préjudicier aux créanciers chirographaires du saisi en venant leur enlever un reliquat sur lequel ils seraient venus contributoirement. La question qui se pose revient donc à se demander si les créanciers chirographaires doivent être ou non sacrifiés.

La négative semble à première vue devoir être adoptée. Puisque le saisi est incapable d'aliéner son immeuble après la transcription, il paraît bien qu'il doit être aussi incapable de consentir des hypothèques sur cet immeuble, car, aux termes de l'article 2124 du Code civil « les hypothèques conventionnelles ne peuvent être consenties que par ceux qui ont la capacité d'aliéner les immeubles qu'ils y soumettent », et que, d'autre part, nous n'avons aucun texte qui soit venu déroger à ce principe. Ne serait-il pas étrange d'ailleurs que le saisissant ait le droit de demander la nullité des aliénations, constitutions de servitudes réelles et personnelles, consenties après la transcription de la saisie, et qu'il n'eût pas celui d'attaquer les hypothèques nées après la même époque ; ces dernières ne sont-elles pas susceptibles de porter à son gage une atteinte aussi grave que celle qui résulterait d'une aliénation ?

Cependant la majorité des auteurs et la jurisprudence suivent l'opinion contraire et il résulte bien, en effet, d'une façon certaine de la discussion de la loi du 2 juin 1841, que l'intention arrêtée du législateur a été de laisser au débiteur la faculté de consentir des hypothèques sur son immeuble, même après la transcription de la saisie. Lors de la discussion, un amendement de M. de Kerbertin tendant à interdire au saisi la constitution d'hypothèques, et un autre de M. Lherbette proposant que l'hypothèque postérieure à la transcription de la saisie ne prime pas le saisissant chirographaire, mais seulement les autres créanciers chirographaires, furent l'un et l'autre, rejetés (1). D'autre part, on lit dans le rapport de M. Persil, à la Chambre des Pairs : « L'aliénation est interdite au saisi, parce qu'elle tendrait à détruire la saisie qui ne peut se suivre que contre le détenteur actuel ; il faudrait la recommencer à chaque mutation. Mais la constitution d'hypothèques, après la transcription de la saisie et même après la dénonciation de la saisie, ne présente aucun de ces inconvénients. . . aucun des ayants droits sur l'immeuble n'ayant à se plaindre des hypothèques postérieures, il n'existe aucune raison de les interdire, d'autant qu'il est des cas où des débiteurs de très bonne foi pourraient

(1) Séance de la Chambre dss députés du 6 janvier 1841 (*Moniteur* du 7 anvier).

avoir intérêt à recourir à cette mesure (1). » Enfin, M. Pascalis, dans son rapport à la Chambre des Députés tint un langage analogue : « L'hypothèque consentie peut fournir un secours utile au débiteur, il n'aura pas l'inconvénient de la vente. Il n'y a donc pas d'analogie entre les deux actes. La prohibition ne saurait s'étendre du cas prévu à celui qui ne l'est pas : cela n'a pas besoin d'être exprimé; il suffit que la faculté d'aliéner soit seule interdite pour que celle de donner hypothèque demeure permise (2). » En présence de déclarations aussi nettes, il paraît bien difficile de refuser au saisi la faculté d'hypothéquer son immeuble.

(1) Premier rapport à la Chambre des Pairs (Dalloz, *Rép.*, n° 18).

(2) Premier rapport à la Chambre des députés, Dalloz, *Rép.* n° 110

CONCLUSION

De l'ensemble de notre étude, se dégage assez nettement, nous l'espérons, le caractère de la restriction apportée par la transcription de la saisie au droit de disposition du saisi. Au créancier, qui a entrepris de réaliser son gage par la voie de l'expropriation forcée et qui, par la formalité de la transcription, a informé les tiers de cette intention, la loi devait permettre, dans un intérêt de crédit général, d'atteindre son but sans obstacle; et c'est pour cette raison qu'à partir de la transcription de la saisie, elle a rendu le saisi incapable de consentir sur l'immeuble les actes de disposition qui compromettraient la réalisation du gage du créancier. Mais cette incapacité est essentiellement relative : elle n'existe qu'au profit du créancier, et c'est dans ces limites étroites qu'elle doit être renfermée. Sous la réserve du droit acquis à ce dernier de parvenir à la vente de l'immeuble saisi, le saisi, encore propriétaire, demeure capable de consentir sur cet immeuble tous les actes de disposition qu'il juge utiles à l'administration générale de sa fortune. Il suffit, pour que ces actes sortent leur plein et entier effet, que l'intérêt du créancier ait cessé d'être en jeu, soit qu'il ait été désintéressé, soit que, pour toute autre raison, il ait renoncé aux poursuites et donné main levée de la saisie. En somme, e débiteur voit restreindre son droit de disposition, mais pas plus que ne l'exige l'obligation où il se trouve de faire honneur à ses engagements.

Telle est en résumé la situation, faite au saisi après la transcription de la saisie, par les articles 686 et 687 du Code de procédure civile, relativement à la faculté de disposer de son immeuble. On ne peut nier que la conception dont elle procède ne soit profondément juste et équitable. Aussi, parmi les nombreuses réformes que ce siècle a vu proposer dans la matière de l'expropriation forcée, est-elle restée à l'abri de toutes les attaques. Le projet de loi soumis au Parlement depuis bientôt six ans et portant revision générale de notre Code de procédure civile (1), l'a conservée dans son ensemble et s'est contenté seulement de lui faire subir quelques modifications de

(1) Chambre des députés, 6e législ., session 1894 (*Doc. parl. annexes*, n° 596, livre V, titre XIV du projet).

détail que nous devons faire connaitre avant de terminer cette étude.

L'article 8 (livre V, titre XIV) du projet impose au conservateur des hypothèques : 1° la mention, en marge de la saisie transcrite, dans leur ordre de présentation, des commandements postérieurement présentés à la transcription ; 2° la mention sur ces commandements postérieurs tant du commandement transcrit que de ceux postérieurement présentés à la transcription; et il ajoute que la radiation de la saisie ne peut être opérée sans le consentement des créanciers saisissants postérieurs ainsi révélés. Cette disposition indique d'une façon suffisamment claire que les créanciers saisissants postérieurs se trouvent liés à la procédure d'expropriation dès le moment où, ayant exercé leur droit de saisie, ils ont apporté leur saisie à la transcription. Par voie de conséquence, sont ainsi consacrées législativement les deux solutions suivantes que nous avons adoptées dans notre législation actuelle : 1° l'acquéreur devra consigner ce qui est dû au saisissant postérieur pour valider l'aliénation à lui consentie postérieurement au moment où ce saisissant a apporté sa saisie à la transcription ; 2° le saisissant postérieur peut se prévaloir de la nullité de l'acte de disposition consenti à compter du jour où il a apporté sa saisie à la transcription.

Mais les modifications les plus notables proposées par le projet de 1894 se trouvent contenues dans l'article 14 qui tranche deux questions actuellement controversées. La première est assez simple, il est vrai, et ne soulève guère de difficultés ; c'est celle de savoir si le saisi peut après la transcription du procès-verbal, constituer hypothèque. L'affirmative, nous l'avons vu, est à peu près universellement admise; le projet adopte au contraire la solution adverse. L'article 14 dit expressément que la partie saisie, ne peut, à compter du jour de la transcription, hypothéquer ses immeubles à peine de nullité. Cette solution, bien qu'elle puisse être critiquée au point de vue des principes, constitue une grande amélioration au point de vue de l'équité. Voici en effet plusieurs créanciers en présence qui ont traité avec le saisi, sans exiger d'hypothèque, et dans une forme qui ne leur conférait point d'hypothèque judiciaire. Ils ont eu dans leur débiteur une égale confiance; bien plus, de peur de provoquer ou de hâter la ruine de ce dernier, ils se sont abstenus d'obtenir du tribunal un jugement, qui, en constatant leur droit de créance, leur eût assuré hypothèque. En un mot, tous, jusqu'au dernier moment, se sont conduits envers leur débiteur avec la même foi et la même bienveillance. N'est-il point équitable, dans ces conditions, d'empêcher que le saisi favorise l'un au détriment de l'autre, en constituant une hypothèque à son profit?

La seconde difficulté tranchée est la controverse célèbre en cette matière sur le point de savoir si le saisissant, du moment qu'il a fait transcrire sa saisie, n'a point acquis de ce fait un droit réel sur l'immeuble, de sorte que, conformément aux dispositions de la loi du 23 mars 1855, il soit recevable, ce droit se trouvant publié par la transcription, de méconnaitre tout autre droit réel, qu'un tiers aurait acquis sur l'immeuble, mais n'aurait pas fait transcrire avant cette formalité. L'article 14 résout la question dans le sens de l'affirmative adoptant ainsi la solution que nous avons nous-mêmes défendue. Il dispose que « ne peuvent être opposées aux créanciers saisissants, même non inscrits, les aliénations transcrites après la transcription du commandement et les hypothèques judiciaires ou conventionnelles inscrites depuis la même époque, alors même que les aliénations ou les hypothèques auraient été consenties ou seraient nées antérieurement à la transcription ».

Malgré ces améliorations incontestables, le projet laisse encore bien des obscurités subsister ; il est permis de regretter notamment qu'aucune disposition ne vienne résoudre d'une façon expresse la question de savoir si le saisi peut ou non, à partir de la transcription de la saisie, constituer sur son immeuble des droits réels autres que l'hypothèque : usufruit, servitudes, emphytéose. Tel qu'il est, cependant, le projet de 1894 renferme des améliorations précieuses au point de vue spécial qui nous a occupé, et nous formons le vœu, en terminant, que ces améliorations soient bientôt réalisées.

Vu : *Le professeur président,*

E. ROUARD DE CARD.

Vu : *Le doyen de la Faculté de droit,*

J. PAGET.

Vu et permis d'imprimer :

Toulouse, le 7 novembre 1900.

Le Recteur,
Président du Conseil de l'Université,

PERROUD.

BIBLIOGRAPHIE

BEUDANT. — Notes dans Dalloz, périodique, année 1878, première partie, page 49.

BIOCHE. — *Dictionnaire de Procédure*, V° Saisie-Immobilière.

BOITARD, COLMET D'AAGE et GLASSON. — *Leçons de Procédure.*

CARRÉ et CHAUVEAU. — *Lois de la Procédure.*

CÉSAR BRU. — *Traité de la Procédure des voies d'exécution.*

DUTRUC. — *Formulaire à l'usage des huissiers.*

FLANDIN. — *Transcription.*

GARSONNET. — *Traité de Procédure.*

LABBÉ. — Notes dans Sirey, année 1877, première partie, page 441.

PERSIL. — *Questions sur les privilèges, hypothèques, saisies immobilières et ordres.*

PIGEAU. — *La Procédure civile.*

Rodière. — *Traité de la compétence et de la Procédure.*

Rousseau et Laisney. — *Dictionnaire de la Procédure,* V° Vente judiciaire des immeubles.

Thomine-Desmazures. — *Commentaire sur le Code de Procédure civile.*

TABLE DES MATIÈRES

DEUXIÈME PARTIE

Toulouse Imprimerie Saint-Cyprien.

www.ingramcontent.com/pod-product-compliance
Ingram Content Group UK Ltd.
Pitfield, Milton Keynes, MK11 3LW, UK
UKHW021308190726
13839UKWH00007B/540